핏블리의

# 다이어트
# 생리학

전공자가 아니어도 이해되는
실전 다이어트 생리학 가이드

핏블리의

# 다이어트 생리학

핏블리(문석기)·문나람 지음

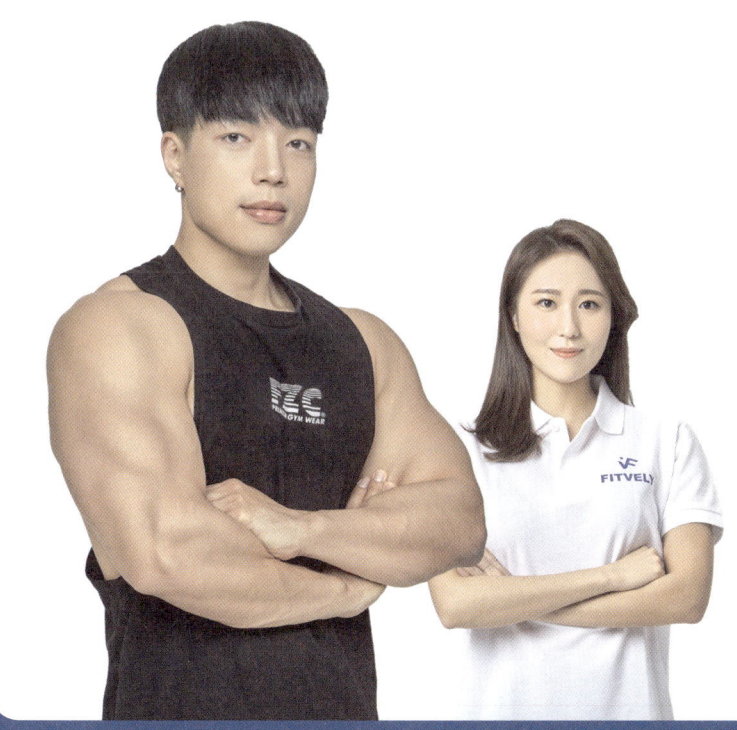

## 유튜브 댓글로 보는 핏블리 생리학 이론의 힘

**잴***     논문 토대로 스트레스와 비만 사이의 연관성을 얘기해주시니까 이해도 잘 되고 기전을 알게 되니까 더 관리에 도움이 될 것 같아요.

**verita***     유용하면서도 과학적인 근거에 기반한 정보전달 최고예요.

**정다***     좋은 정보 늘 순간순간 알아야 할 것들을 짚어주시는 우리 핏블리님 감사합니다.

**핑크물***     생리학 이론 오늘도 알기 쉽게 설명해 주셔서 잘 들었습니다. 역시 이론도 핏블리님이 최고네요.

**워***     오늘부터 운동 시작했는데 이런 영상 사랑합니다. 감사합니다.

**홍가***     다이어트를 시작해 보려고 합니다. 허리도 무릎도 안 좋아서 웨이트는 할 수가 없지만 핏블리님 영상 참고해서 홈트해 보려고 해요.

**사이클로이***     확실히 전문가의 포스, 오늘 몰랐던 정보 꿀팁 많이 배워가요.

**유***     주말에 일하고 피곤해서 운동하러 가기 귀찮다 하고 있는데 이 영상이 떠서 영상보고 다시 의지가 불타올랐네요.

| | |
|---|---|
| 조민* | 최대한 힘들게 운동하면 지방 탄다고 좋아했는데, 이런 과학적인 팁 헬린이에게 큰 힘이 됩니다. |
| 오늘보다 나은* | 오늘 영상 너무 유익했어요. 근력운동 후 유산소 실천해서 날씬이 되겠습니다! |
| 한진* | 왜, 더 일찍 핏블리 선생님의 유튜브를 보지 못한 것인가. 어서 못 본 분들 없이 다 보셨으면 좋겠어요. 진짜!!! |
| 에프터써* | 헬스 PT 등록하고 이제 막 운동 시작한 헬린이에게 정말 영상 하나하나 다 너무 유익하고 꿀팁들이어서 너무 도움이 되네요. 영상 정주행 중이에요. |
| 정소* | 진짜 돈 내고 PT 해도 이렇게 전문적이고 친절하게 영양, 생리학적 설명 제대로 못 받아서 답답한데, 핏블리가 공짜로 나 공부시켜준다. |
| kio ki* | 일반인들에게 어려울 수 있는 내용들을 쉽게 이해할 수 있도록 설명해 주시고 자막이나 그림을 넣어서 편집해주신 부분이 너무 보기 좋았어요. |
| 유유* | 예전부터 느꼈는데 운동과 건강에 대한 지식이 정말 빠삭하신 것 같아요. |

| | |
|---|---|
| 707특* | 거짓말 안 하고 이 채널 지식은 정말 돈 주고 배울만한 정확한 지식이 나오네요. |
| Jiyoung J* | 원래도 설명을 잘하긴 하셨는데, 콘텐츠 퀄리티가 높아져서 너무 좋네요. |
| spe sol* | 너무 좋네요. 영상 구성도 설명도! 책 사고 싶어진다. |
| 오 KIDD* | 진짜 이해 쏙쏙 돼요. 유료여도 좋으니 얼른 생리학 영양학 콘텐츠 올라왔으면 좋겠어요. |
| Jochmaninof* | 와 내용 자체는 익숙할지 몰라도 도표나 그림을 잘 사용해주셔서 더 이해가 쉽게 되네요. 감사합니다! |
| 꾸* | 건강운동관리사 준비하고 있는데 핏블리 영상들 덕분에 도움이 많이 돼요. |

# PROLOGUE

# 다이어트를 너무 열심히 하는 게 문제입니다

Hey what's up guys~! 안녕하세요 핏블리 문석기입니다. 벌써 세 번째 책으로 인사를 드리네요. 이 책에서 다루는 내용은 실패없는 다이어트를 위한 생리학 방법을 담았어요. 많은 분들이 다이어트에 실패하는 이유는 다이어트를 너무 열심히 했기 때문이에요. 살이 빠지는 생리학 과정은 아주 단순해요. 먹는 양보다 소비하는 양이 많으면 됩니다. 하지만 여기서 더 깊게 들어가면 먹는 양보다 언제 어떻게 얼마큼 먹느냐가 더 중요해요. 운동 직전에 음식을 먹는것과 운동 중간에 음식을 먹는것, 운동 직후 또는 운동 1시간 후 음식을 먹는것이 모든 섭취 타이밍이 운동생리학과 연결되어 있어요.

사람이 몸을 움직이기 위해서는 에너지가 필요하고 그 에너지는 음식으로 부터 나와요. 이 책에서는 우리 몸이 에너지를 어떻게 축적하고 어떻게 사용하는지를 쉽게 다루고 있어요.

운동을 하는 행위는 저장된 에너지를 소비하는 과정이고 반대로 음식을 먹고 휴식을 취하는 과정은 에너지를 저장하는 과정이에요. 이를 생리학 적으로 이화작용과 동화작용으로 크게 볼 수 있어요. 만약 운동직전과 운동중간에 음식을 먹게되면 이화호르몬과 동화호르몬이 충돌하여 운동효율이 크게 떨어질 수 있어요. 이렇게 똑같은 강도와 똑같은 운동시간을 하더라도 음식섭취를 언제 했느냐에 따라 운동효과에 차이가 생기기도 해요.

심지어 하루에 먹는 탄수화물,단백질,지방 영양소가 동일하더라도 운동 후에 먹는지, 공복에 먹는지, 몇번에 나눠서 먹는지에 따라 영양소 흡수율에도 차이가 있어요. 이러한 생리학적 반응은 사람마다 유전적으로 차이가 있기 때문에 기본적인 생리학 지식을 공부한 뒤, 나에게 맞는 다이어트 방법을 찾는게 중요해요.

이 책은 여러분이 주도적으로 공부하고 본인에게 맞는 방식을 찾기위한 내용을 담았어요. 저도 혼자 독학으로 생리학을 공부한 만큼, 어렵고 정형화된 생리학이 아니라 다이어트에 적용할 수 있는 내용위주로 담았어요.

특히 이 책은 핏블리와 함께 하는 WTPA 여성운동 트레이닝 전문가 협회 소속인 문나람 선생님과 함께 집필한 책이에요. 문나람 선생님은 University of Rhode Island 생명과학 학사 과정과 차의과학대학교 스포츠의학대학원 운동생리학 연구실에서 연구를 진행하고 있는 생리학 전문가 선생님이에요. 문나람 선생님과 함께 핏블리가 추구하는 '누가 봐도 이해할 수 있는 이론서' 생리학 편을 준비했으니 운동하는데 이 책이 도움이 되었으면 합니다. 늘 핏블리와 함께해 주시는 95만 구독자님(선배님)께 다시 한번 감사의 말씀을 전합니다.

눈사람으로 데드리프트 하기 좋은 2022년 1월,

*핏블리 문석기*

# CONTENTS

## 1장  우리 몸의 연료

: 에너지원과 에너지 시스템에 대한 이해

### 1강
### 탄수화물, 지방, 단백질은 어떻게 에너지로 사용될까?       19

에너지가 필요한 이유 | ATP(adenosine triphosphate) |
에너지 생산 속도 조절

### 2강
### 다이어트를 위해 알아야 하는 3가지 기본 에너지 대사 시스템       28

ATP-PCr 시스템 | 해당과정(glycolysis)
산화적 인산화 시스템(oxidative phosphorylation) | 탄수화물 산화

### 3강
### 에너지 시스템의 상호작용
: 목적에 따라 달라져야 하는 운동 방법       43

지방의 산화 | 단백질 대사 | 에너지 대사 시스템 정리 | 운동 시 대사

## 2장 에너지 소비와  유산소성·무산소성 트레이닝

### 4강
### 유산소성 운동과 생리학적 효과    57
지구력 운동의 효과: 최대산소섭취량 개선 |
지구력 훈련이 주는 생리학적 변화

### 5강
### 근력 운동의 생리학적 효과: 근성장과 근비대    67
근섬유 형태 | 저항성 운동이 가져오는 효과 | 근성장의 과정

## 3장 운동 트레이닝
: 살 빠지는 운동 어떻게 해야 할까?

### 6강
### 지방을 태우는 가장 효과적인 운동 방법    81
지방 분해에 효과적인 운동 | 저강도 유산소 운동 |
공복 운동하면 피곤한 이유?

## 7강
### 유산소 먼저? 무산소 먼저? 다이어트를 위한 운동 순서　　91

유산소성 운동을 먼저 하는 경우 | 저항성 운동을 먼저 하는 경우
유산소 운동하면 근 손실 난다?

## 4장　운동과 호르몬 조절

: 호르몬과 다이어트

## 8강
### 내분비계와 호르몬
### : 개요 및 항상성　　105

내분비계에 대한 이해 | 호르몬의 작용 | 호르몬 개요

## 9강
### 운동과 관련 있는 호르몬, 무엇이 있을까?　　114

대사 조절에 관련된 호르몬 | 성장호르몬(Growth Hormone)
코르티솔(Cortisol) | 인슐린과 글루카곤(Insulin and Glucagon)

## 10강
### 호르몬과 탄수화물 대사, 지방 대사의 관계　　127

운동하는 동안의 탄수화물 대사와 조절 | 운동하는 동안의 지방 대사와 조절

# 5장 운동과 여성

: 건강도 체력도 챙기는 다이어트 운동 방법

## 11강
### 다이어트의 적, 무시무시한 생리 기간     141

생리전증후군: PMS(premenstrual syndrome)
생리 후 일주일, 다이어트 황금기?

## 12강
### 비만과 과체중, 대사질환 예방하는 운동     153

지방 조직은 무엇이고 꼭 나쁜 것인가? | 지방 조직과 호르몬
지방세포의 변화

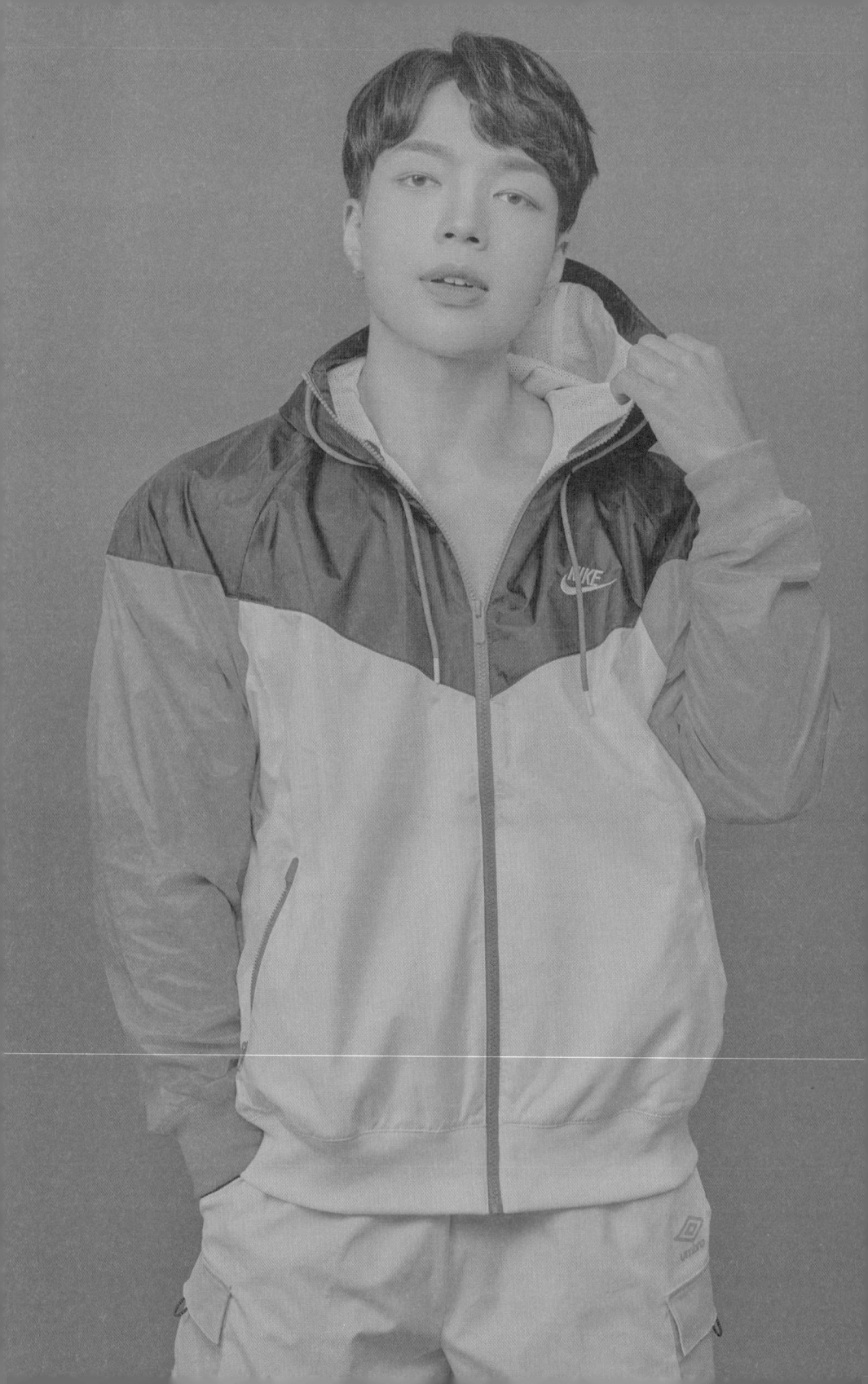

# 1장

# 우리 몸의 연료
: 에너지원과 에너지 시스템에 대한 이해

---

### 1강
### 탄수화물, 지방, 단백질은 어떻게 에너지로 사용될까?
에너지가 필요한 이유 | ATP(adenosine triphosphate) | 에너지 생산 속도 조절

### 2강
### 다이어트를 위해 알아야 하는 3가지 기본 에너지 대사 시스템
ATP-PCr 시스템 | 해당과정(glycolysis)
산화적 인산화 시스템(oxidative phosphorylation) | 탄수화물 산화

### 3강
### 에너지 시스템의 상호작용
: 목적에 따라 달라져야 하는 운동 방법
지방의 산화 | 단백질 대사 | 에너지 대사 시스템 정리 |
운동 시 대사에너지원과 에너지 시스템에 대한 이해

# 1강
# 탄수화물, 지방, 단백질은 어떻게 에너지가 될까?

탄수화물, 지방, 단백질은 우리가 살아가는 데 필요한 연료가 되는 에너지원이고 그 에너지원을 활용한 에너지 시스템을 통해 끊임없이 에너지를 만들어 내요. 따라서 에너지 시스템의 상호작용까지 이해하고 나면 그 이해를 바탕으로 효율적인 운동을 할 수 있어요.

보통 3대 영양소가 무엇인지에 관한 질문을 받으면 누구나 한 번쯤 들어는 봤지만, 머릿속에서 정리가 잘 안 되고 설명하기는 어렵다고 느낄 텐데요. 우리 몸에서 에너지원이 되는 탄수화물, 지방, 단백질에 관해 이야기해 볼 거예요. 음식의 형태로 섭취한 에너지가 체내에서 어떤 반응을 일으키는지 그리고 그런 반응들이 다이어트와 운동에 어떤 영향을 미치는지 지금부터 설명해 드릴게요.

## 에너지가 필요한 이유

우리 몸은 살아 숨을 쉬는 동안 기본적인 생명 유지를 위해 끊임없는 에너지 공급이 필요해요. 운동하거나 일을 할 때, 심지어 잠을 자는 동안에도 계속해서 에너지 소비가 일어나요. 이렇게 중요한 우리 몸의 연료가 되는 에너지를 어디서 얻을 수 있을까요?

사람은 음식을 섭취하는 방법으로 에너지를 얻어요. 섭취한 음식물의 영양소는 우리가 잘 알고 있는 탄수화물, 지방, 단백질의 형태로 체내에 들어오게 되죠. 하지만 여기서 끝이 아니에요. 체내에 들어온 영양소는 몸속에서 분해되고 또다시 합성되는 화학적 반응을 거쳐서 신체 활동에 필요한 물질과 에너지를 만들어 내요. 이처럼 우리 몸 안에서 일어나는 화학적 반응을 대사[1]라고 해요.

인간의 몸속에서 일어나는 에너지 대사 과정은 음식으로 섭취된 에너지원들이 다양한 과정을 통해 반응이 일어나고 탄수화물, 단백질, 지방 대사가 모두 있어요. 쉽게 말하자면 우리 몸은 한가지의 에너지원만 사용해서 에너지를 만들어 내지 않고 대사 과정의 시작은 서로 다른 에너지원을 사용하기 때문에 다르지만 여러 화학적 반응을 통해 무산소성 대사와 유산소성 대사를 필요에 따라 사용해요.

## 칼로리(calorie:Cal)와 킬로칼로리(kilocalorie:Kcal)

에너지에 관해 이야기하기에 앞서 에너지를 설명하는 단위에 대해 먼저 알아볼게요. 많은 분들이 다이어트를 할 때 가장 신경 쓰는 부분이 칼로리

---

1. 대사 : '물질대사' 혹은 '에너지 대사'로 부르기도 해요.

(Cal)와 **킬로칼로리(Kcal)**[2]일 텐데요. 보통 식품을 구매할 때 뒷면에 보이는 영양성분표에서 확인할 수 있어요.

모든 에너지는 결국 열로 바뀌게 되는데 예를 들어 우리가 운동하게 되면 체내에 저장된 에너지가 쓰이면서 열이 나요. 이때 발생하는 열의 양을 계산하면 우리 몸이 얼마만큼의 칼로리를 소비했는지 알 수 있어요. 보통 칼로리라는 말을 많이 쓰는데 인체 에너지를 설명할 때는 킬로칼로리가 더 정확한 용어에요. 1kcal(킬로칼로리)는 1,000cal(칼로리)와 같아요. 1cal는 순수한 물 1g을 1℃만큼 상승시키는데 필요한 열에너지의 양과 같아요.

## ATP(adenosine triphosphate)

탄수화물, 지방, 단백질은 그 자체로는 체내에서 에너지로 쓰일 수 없어요. 우리 몸에 들어온 음식물 덩어리가 소화를 통해 잘게 부서지면서 에너지를 만들고 저장해 두는데 그 에너지가 ATP[3]에요. ATP는 체내에 잘 저장되어 있다가 우리가 운동이나 여러 가지 활동을 할 때 에너지로 사용돼요.

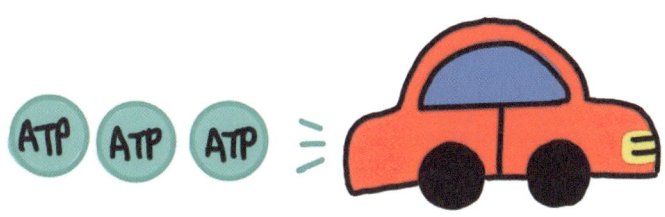

---

2. 킬로칼로리(Kcal) : 인체 에너지를 설명하는 단위. 1kcal = 1,000cal
3. 자동차에 들어가는 연료와 같이 우리 몸을 움직이게 하는 기본적인 에너지 단위

쉽게 말해서 자동차도 연료가 있어야 앞으로 나아갈 수 있는 것처럼 우리가 생활하고 움직이는데 필요한 연료가 ATP인 셈이에요. 팔을 들었다가 내리는 동작을 할 때도 ATP가 사용돼요. 이렇게 생활 속에서 쉽게 사용되는 ATP지만 인체는 음식을 한 번 섭취했을 때 ATP를 많이 만들어 가득 저장해 두는 것이 아니라 아주 소량의 ATP만 저장해 놓아요. 그래서 운동을 포함한 활동을 지속해서 하기 위해서는 계속해서 ATP를 만들어 내야 해요.

다행히 똑똑한 우리 몸은 탄수화물, 지방, 단백질을 효율적으로 태워서 ATP를 생산해내는데 세 가지 영양소를 한 번에 모두 태워 에너지를 생산하는 방식이 아니라 상황에 따라 먼저 태우는 영양소가 정해져요. 그 이유는 탄수화물, 지방, 단백질의 에너지 대사 과정이 달라서 각각의 에너지원을 분해해 에너지를 만드는 데 걸리는 시간이 다르기 때문이에요.

우리가 쉬고 있을 때나 일반적인 활동을 할 때 필요한 에너지는 주로 탄수화물과 지방에서 얻고, 단백질은 에너지원보다는 우리 몸 안에서 일어나는 화학 반응을 돕는 효소, 그리고 신체를 구성하는 재료로 먼저 사용돼요. 물론 단백질도 탄수화물과 지방처럼 에너지로 사용될 수는 있지만 먼저 사용되지는 않아요. 자, 그럼 이제 탄수화물, 지방, 단백질 각각의 영양소가 체내에서 어떻게 분해되고 에너지로 저장되는지 알아보도록 할게요.

## 탄수화물

음식으로 섭취한 모든 탄수화물은 가장 먼저 탄소가 6개인 글루코스 형태로 바뀌어 혈액을 통해 신체 곳곳으로 운반돼요. **글루코스**[4]는 우리가 흔히 알고 있는 포도당으로 종종 혈당이라고 부르기도 하는 물질이죠. 체내로 흡수

---

4. 글루코스 : 포도당이라고도 불리는 단순당 형태의 탄수화물.

된 탄수화물은 이후 근육과 간으로 이동해 조금 더 복잡한 복합당 형태인 글리코겐[5]으로 저장되어 있다가 최종적으로 ATP로 전환돼 에너지로 사용돼요. 하지만 근육과 간에 저장될 수 있는 글리코겐의 양은 제한적이라서 글리코겐으로 저장되지 못한 잉여 탄수화물은 지방으로 전환되어버린답니다. 반대로 사용해야 하는 에너지양이 많아져서 저장되어 있던 글리코겐을 에너지로 써버리게 되면 금세 고갈되기 때문에 평소 활동량이 많은 분들은 부족한 글리코겐 보충을 위해 탄수화물을 적절히 섭취해 주서야 해요.

충분한 탄수화물 섭취가 이루어지지 않으면 근육의 주된 에너지원이 고갈될 수 있고 특히 탄수화물은 두뇌에서 사용되는 유일하고 주된 에너지원이기 때문에 탄수화물이 심각하게 고갈된다면 두뇌 인지능력에 매우 부정적인 영향을 미칠 수 있어요.

## 지방

일반적으로 지방은 우리 몸속에서 네 가지 형태로 존재해요. 근세포가 에너지를 생산하기 위해 사용되는 지방 형태인 지방산(fatty acid)과 그런 지방산이 체내에 저장된 형태인 중성지방(triglyceride), 근육의 에너지로는 사용되지 않지만, 세포막의 구조를 형성하거나 신경세포 내부에서 절연체 역할을 하는 지방 형태인 인지질(phospholipid), 마지막으로 세포막을 구성하는 콜레스테롤과 같은 스테로이드가 있어요. 체내에 지방의 형태로 저장된 잠재적인 에너지는 우리가 상상하는 것보다 무게와 양적인 면에서 모두 탄수화물 저장량보다 훨씬 많아요. 얼마나 많은 양인지 알기 쉽게 말씀드리면 일반적으로 간과 근육에 저장되는 탄수화물의 양은 2,500에서 2,600kcal인데 비

---

5. 글리코겐 : 글루코스의 집합체로 주로 간이나 근육에 저장된 에너지 형태.

해 지방 에너지 저장량은 70,000kcal를 초과해요. 직접적인 수치로 비교하니 차이가 확연하게 느껴질 거예요.

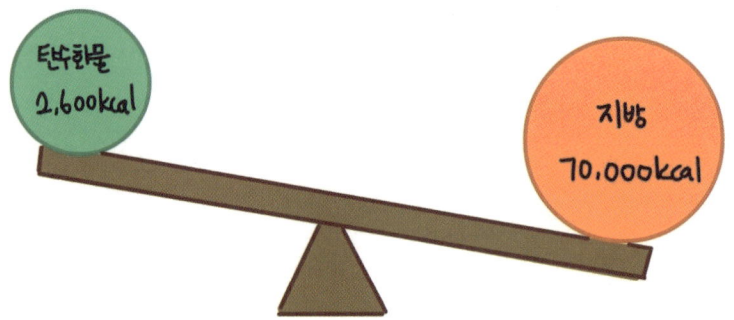

지방은 장시간 지속되는 강도가 낮은 운동을 할 때 매우 많은 에너지를 제공해요. 음식으로 섭취한 지방(중성지방: triglyceride)은 복잡한 형태를 띠고 있어서 에너지로 쓰이기 위해서는 먼저 글리세롤(glycerol)과 유리지방산(free fatty acids: FFAs)으로 분해되어야 해요. 글리세롤과 유리지방산 중 **유리지방산**[6]만 ATP를 생성하는 데 사용됩니다. 글리세롤은 직접적으로 근육을 위한 에너지원으로 사용되지는 않지만, 간에서 포도당을 합성할 때 사용되기 때문에 중성지방은 우리 몸에서 굉장히 중요한 에너지원이에요.

지방 분자는 분자 하나당 많은 양의 에너지를 포함하고 있어요. 같은 무게의 탄수화물($4.1 kcal·g^{-1}$)과 지방($9.4 kcal·g^{-1}$)을 분해한다고 했을 때 지방에서 2배 더 많은 양의 에너지를 생성할 수 있지만, 중성지방이 글리세롤과 유리지방산으로 분해되는 과정이 탄수화물보다 복잡하고 시간도 오래 걸려서 근력 운동과 같은 즉각적인 에너지가 필요한 일을 할 때 우리 몸이 필요한 에너지 요구량을 빠르게 충족시키기에 너무 느리다는 단점이 있어요.

---

6. 유리지방산 : ATP를 생성할 수 있는 지방 에너지원.

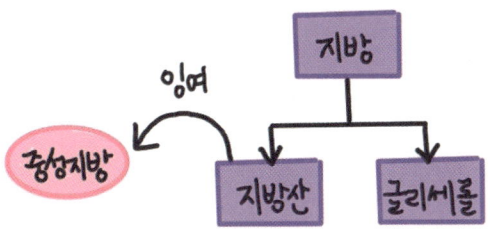

## 단백질

단백질은 아미노산이라고 불리는 작은 단위로 분해되어 신체의 중요한 조직과 효소 등을 구성해요. 아미노산에는 20가지가 넘는 종류가 있어요. 이 중 9개의 아미노산이 필수아미노산으로 몸 안에서 합성이 되지 않기 때문에 꼭 음식으로 섭취해야 해요. 앞에서 말씀드렸듯이 단백질 또한 에너지원으로 사용될 수 있어요. 1g의 단백질은 약 4.1kcal의 에너지를 생성하지만, 장시간 동안의 신체 활동에서 필요한 에너지의 5%에서 10%까지만 공급해요. 체내의 단백질은 아미노산으로 분해된 후 에너지로 사용됩니다. 하지만 그 전에 먼저 아미노산이 간에서 글루코스 형태로 전환되어야 하는데 당이 아닌 물질로부터 당을 생성하는 과정을 글루코스신생합성(gluconeogenesis) 또는 당신생합성이라고 해요.

$$glucose + neogenesis \rightarrow gluconeogenesis$$

말 그대로 글루코스(glucose)와 신생(neogenesis)라는 단어가 합쳐져 글루코스가 새로 생긴다는 의미에요. 주로 아미노산, 글리세롤 등과 같은 당이 아닌 물질로부터 당을 생성하는 과정이에요.

## 에너지 생산 속도 조절

에너지 생산의 속도는 주로 두 가지에 의해 결정이 되는데요. 탄수화물과 지방 같은 사용 가능한 에너지원과 효소에 의해 결정돼요. 일단 에너지로 전환이 가능한 에너지원이 있어야 하고 효소라고 불리는 특정 단백질 분자가 화학적 화합물의 분해를 의미하는 이화작용(catabolism)[7]을 촉진해요. 효소는 화학 반응이 수월하게 시작될 수 있도록 반응의 역치 구간을 낮춤으로써 반응 속도를 촉진하는 역할을 해요.

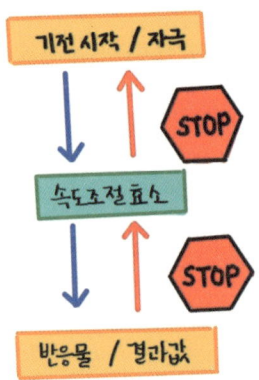

일반적인 대사가 이루어지는 과정에는 대사 과정의 속도를 조절하는 속도조절효소가 있어요. 주로 대사 경로의 초반에 위치하는데 대사 과정 막바지에 생성되는 반응물의 양에 따라 네거티브피드백(negative feedback) 혹은 음성되먹임 작용이 일어나요. 그림에서 보이듯이 음성되먹임이란 반응물이 많이 생성되면 생성을 그만해도 된다는 신호를 속도조절효소에 보냄으로써 효소 활성을 감소시켜 생성물을 불필요하게 많이 만들지 않도록 하는 작용이에요.

---

7. 체내의 복잡한 물질을 조금 더 간단한 단위로 분해하는 작용.

### 요점 정리!

1. 우리 몸의 대사를 위한 에너지는 3가지 영양소인 탄수화물, 지방, 단백질에서 얻을 수 있다.
2. 음식 섭취로 얻는 에너지 저장 형태는 아데노신삼인산 즉, ATP다.
3. 근육과 간에 글리코겐 형태로 저장된 탄수화물이 가장 빠르게 사용될 수 있는 에너지원이며 포도당으로 알려진 글루코스 역시 사용 가능한 탄수화물 형태이다.
4. 에너지로 전환되는 지방의 형태는 유리지방산이다.
5. 단백질은 아미노산 형태에서 당신생합성을 통해 글루코스로 전환된 후에 에너지로 사용된다.
6. 네거티브피드백/음성되먹임 작용과 속도조절효소 사이의 신호전달을 통해 반응 속도와 생성물의 양을 조절한다.

# 2강

## 다이어트를 위해 알아야 하는 3가지 기본 에너지 대사 시스템

탄수화물, 지방, 단백질 각각의 영양소가 체내에서 어떻게 분해되는지 또 어떤 방식으로 에너지로 전환되는지에 대한 이해를 바탕으로 고에너지 화합물, ATP에 대해서 알아봤는데 조금 더 자세한 설명을 통해 우리 몸에서 ATP를 만드는 3가지 에너지 시스템인 ATP-PCr 시스템, 해당 시스템, 산화적 인산화 시스템이 무엇인지까지 알아보도록 해요.

　기본 에너지 시스템에는 3가지가 있는데요. 첫 번째, ATP-PCr 시스템(Phosphagen system), 두 번째, 해당 시스템(Glycolytic system) 또는 해당작용, 그리고 세 번째, 산화 시스템(Oxidative system) 또는 산화적 인산화 시스템이 있어요. 앞서 말했듯 체내 기본 에너지인 ATP가 없으면 운동이나 간단한 신체 활동은 물론이고 기본적인 체온 유지나 생명 유지도 할 수 없어요.

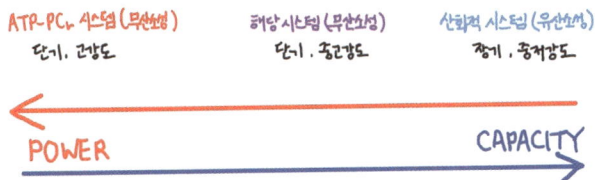

## 고에너지인산 : ATP(Adenosine-triphosphate)

우리 몸에 저장되어 있다가 힘을 쓰는 근육운동이나 신체 활동을 할 때 곧바로 이용 가능한 에너지원인 아데노신삼인산, ATP는 이렇게 아데노신과 3개의 무기 인산기(Pi)가 결합한 분자 형태를 가지고 있어요.

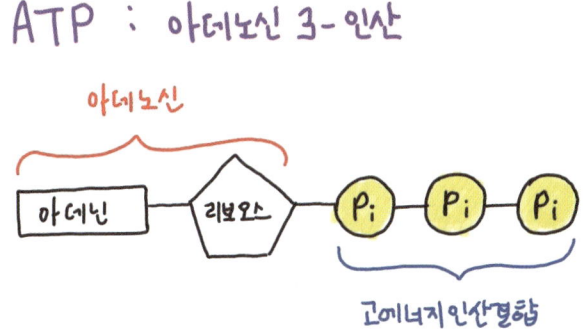

 ATP가 물과 반응해 제일 끝부분에 있는 인산기가 떨어져 나오면서 ADP(아데노신-2-인산) + Pi로 분리되는데 이때 많은 양의 에너지(약 7.3kcal에서 10kcal까지)가 방출돼요.

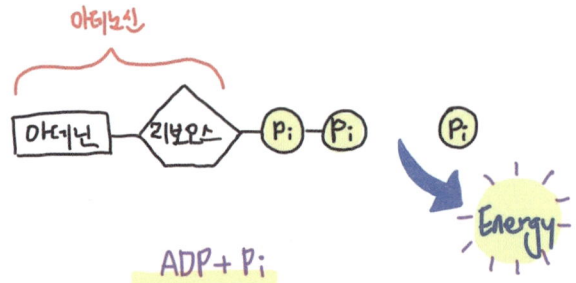

인산기가 하나 더 떨어지면서 AMP(아데노신-1-인산)까지 분해될 수 있어요. 이렇게 ATP가 ADP + Pi로 부서질 때는 에너지를 방출(그림)하고 반대로 ADP와 Pi가 결합해 ATP를 생성할 때는 상당한 양의 에너지가 필요하게 돼요. 이렇게 인산기가 붙는 과정을 인산화(phosphorylation)라고 하고 반대로 인산기가 떨어지는 과정은 탈 인산화라고 해요.

ATP는 산소가 있는 상태와 없는 상태 모두에서 만들어지는데요. 산소가 없을 때 ATP가 생성되는 과정을 기질 수준(substrate-level)의 인산화, 산소의 도움으로 ATP가 생성되는 과정을 산화적 인산화(oxidative phosphorylation)라고 해요.

앞에서 말씀드렸듯이 ATP는 한 번에 많이 만들어져서 저장되는 형태가 아니기 때문에 필요한 에너지 제공을 위해서는 지속해서 ATP를 만들어 내야 해요. ATP를 만드는 방법으로는 3가지 기본 에너지 시스템이 있는데, 이 3가지 시스템은 동시다발적으로 작동하고 운동 강도에 따라 지배적으로 사용되는 에너지 시스템이 달라져요.

# ATP-PCr 시스템

ATP-PCr 시스템(인원질 시스템)은 순간적으로 폭발적인 힘을 쓸 때 지배적으로 이용되는 에너지 시스템이에요. 이 시스템은 산소 없이 일어날 수 있는 무산소대사 과정이며 3가지 에너지 생산 시스템 중 가장 간단해요. ATP와는 다른 또 하나의 고에너지 화합물인 포스포크레아틴(phosphocreatine) 또는 PCr을 분해해 ATP를 재생산하는 시스템이에요.

$$Phosphocreatine\ (PCr) \xrightarrow{CK} Creatine + ATP$$
$$\searrow Pi + ADP$$

포스포크레아틴 분자가 효소인 크레아틴 카이네이스(creatine kinase: CK)에 의해 크레아틴(creatine)과 인산기(Pi)로 분리되고 여기서 떨어진 Pi가 ADP와 결합하면서 ATP를 생성하게 돼요. 크레아틴 카이네이스는 ADP 또는 Pi의 농도가 증가하면 활성화되고 ATP 농도가 증가하면 억제되어 기전의 속도조절효소로서 작용해요.

ATP-PCr 시스템을 통한 에너지 생성은 전력을 다하는 운동을 하는 대략 3초에서 10초 이내의 시간 동안만 근육이 필요로 하는 에너지 요구량을 충족할 수 있어요. 운동 지속시간이 더 길어지면 우리 몸은 추가적인 ATP 생성을 위해 해당과정과 산화적 인산화 시스템을 지배적으로 사용하기 시작해요.

# 해당과정(glycolysis)

1분에서 2분 정도 전력을 다하는 운동을 할 때 지배적인 역할을 하는 해당 시스템은 명칭 그대로 글루코스 분해를 통해 ATP를 생산하는 과정이에요. 그림에 보이는 것처럼 해당과정은 글루코스가 ATP 한 분자만큼의 에너지를 사용해 글루코스-6-인산으로 바뀌면서 시작돼요.

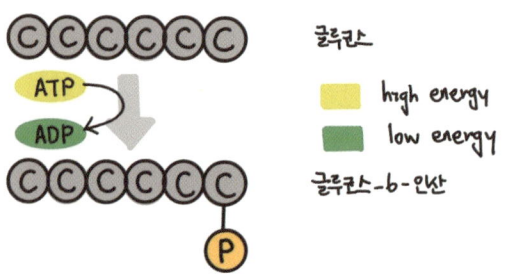

해당과정은 앞에서 배운 ATP-PCr 시스템보다 과정이 복잡해요. 하지만 간단히 설명해 드리면 포도당인 글루코스가 분해를 촉진하는 여러 효소와 단계를 거쳐 2개의 피루브산염이 되는 과정이에요.

해당 시스템의 전 과정을 오른쪽에 간단하게 그림으로 그려봤는데요. 사실 이것도 간단하지 않죠. 여기서 꼭 기억해 주셨으면 하는 부분은 글루코스 한 분자가 피루브산염 2분자로 나뉜다는 점이에요.[1] 한 가지만 더 말씀드리면 해당과정이 일어나는 동안 ATP 4분자가 생산되고 2분자가 사용되어 결과적으로 ATP 2분자만 최종 생성된다는 것만 기억해 주셨으면 좋겠어요.

---

1. 해당과정의 결과물로 글루코스 1분자가 피루브산염 2분자로 생성.

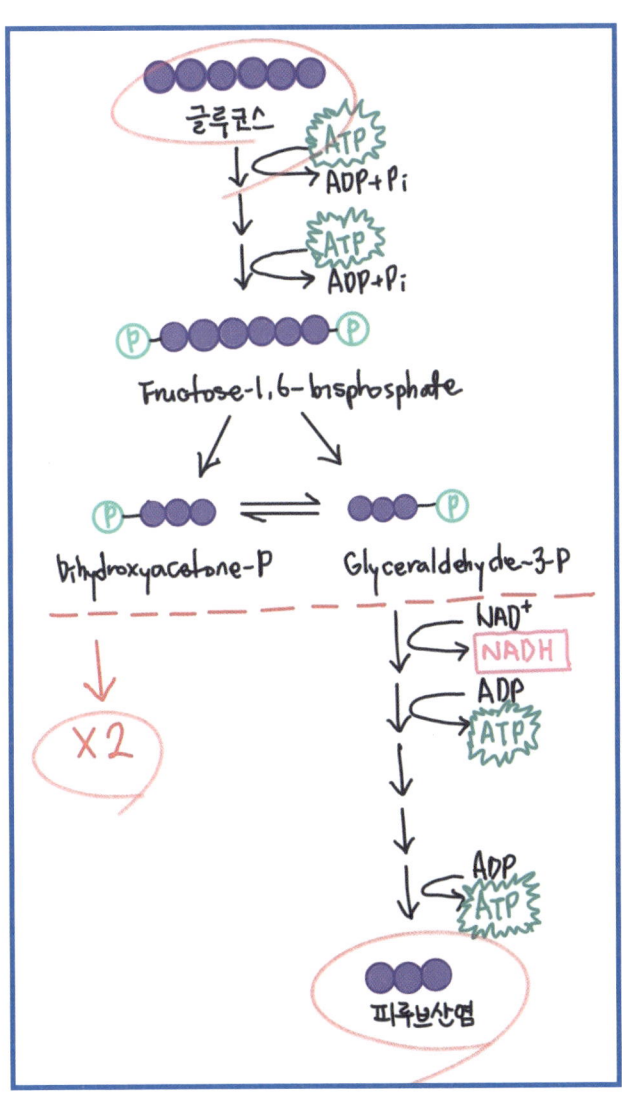

우리 몸의 연료: 에너지원과 에너지 시스템에 대한 이해

이전 강의에서 간과 근육에 저장된 글리코겐을 글루코스로 분해하는 과정을 거쳐 에너지 생산이 가능하다고 했던 부분 기억하시나요? 여기서 글리코겐이 글리코겐분해(glycogenolysis) 과정을 통해 글루코스 1-인산으로 분리돼요. 그 후 글루코스-1-인산이 포스포글루코뮤타아제(phosphoglucomutase)라고 불리는 효소에 의해 글루코스-6-인산으로 전환되어 해당과정이 다시 이어져요.

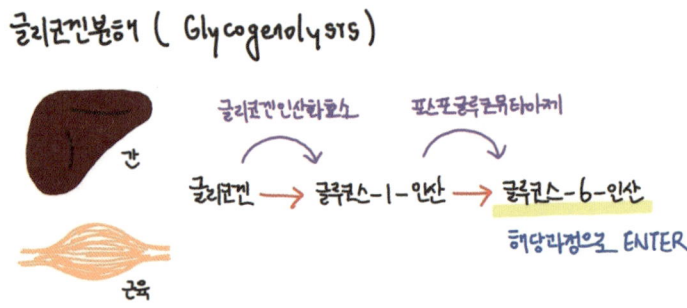

이 과정에서는 ATP가 에너지로 요구되지 않아요. 글루코스 혹은 글리코겐이 해당과정의 마지막 반응물인 피루브산염 또는 젖산염[2]으로 전환되는 과정에서 10단계에서 12단계 정도의 효소 반응을 해야 하지만 여기서는 꼭 알아야 하는 부분만 짚고 넘어가도록 해요. 글루코스의 경우 1 mole[3]이 분해되면 2 mole의 ATP 분자를 얻게 되고 글리코겐의 경우 글루코스와는 다르게 초반에 ATP 한 분자를 사용하지 않기 때문에 1 mole이 분해되면 3 mole의 ATP 분자를 얻게 되지요.

ATP-PCr 시스템과 해당 시스템은 2분 이내의 단시간 많은 양의 힘을 요

---

2. 젖산 아니고 젖산염? : 분자의 산(acid) 형태는 체내에서 불안정하므로 수소이온이 떨어져 나온 음이온의 형태를 띠게 됨.
3. 원자와 분자의 수량 즉, 물질의 양을 나타내는 단위

구하는 운동 시 에너지를 생산하고 공급해요. 하지만 운동 지속시간이 길어지면 3번째 에너지 시스템인 산화 시스템이 지배적으로 사용되기 시작해요.

## 산화적 인산화 시스템(oxidative phosphorylation)

앞선 ATP-PCr 시스템과 해당 시스템이 세포질에서 이루어졌다면 산화적 인산화 시스템은 세포 안의 미토콘드리아라고 부르는 세포의 소기관(organelle)에서 일어나요. 산소를 사용해 기질을 분해하고 에너지를 만들어 내는 과정을 세포 호흡(cellular respiration)이라고 해요.

산화적 인산화 시스템은 장시간의 신체 활동에서 요구되는 에너지를 지속적으로 공급하기 위해서 다른 시스템들과 달리 많은 양의 ATP를 생산해요. 탄수화물과 지방을 통해 에너지 생산이 이루어져요.

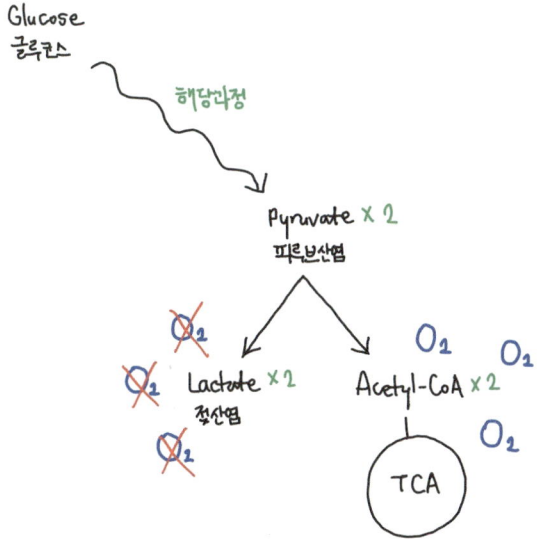

## 탄수화물 산화

먼저 탄수화물로 ATP를 생성하는 과정부터 알아보도록 해요.

앞에서 봤던 해당과정을 통해 글루코스 1분자가 분해되었을 때 2개의 피루브산염이 마지막에 생성돼요. 산소가 없는 상태에서는 피루브산염이 2개의 젖산염으로 전환되고 산소가 있는 상태에서는 2개의 아세틸-코엔자임A(acetyl-CoA)이라고 불리는 화합물로 전환돼요.

## TCA Cycle/The Krebs Cycle

아세틸-CoA가 만들어진 후에는 크렙스 회로 혹은 TCA 회로를 각각 두 번 거치게 되는데요. 크렙스 회로에는 같은 의미의 여러 가지 명칭이 있어요. 크렙스 회로, TCA 회로 또 시트르산 회로라고도 불려요. 미리 알고 계시면 헷갈리지 않으시겠죠. 자 그럼 다시 돌아가서, 아세틸-CoA가 만들어진 후 TCA 회로로 들어가서 여러 효소와 반응을 거쳐요.

여기서 일단 중요하게 보셔야 할 부분은 오른쪽 그림 속 회로 중간 경로에 보이듯 박스로 표시된 숙시닐-CoA가 숙신산염으로 전환될 때 ATP와 비슷한 고에너지 화합물인 GTP를 생성하는 부분이에요.

GTP가 Pi를 ADP로 넘겨주면서 ATP가 만들어져요. 결국 회로를 두 번 거치기 때문에 글루코스 한 분자가 크렙스 회로에서 생성하는 ATP는 2 mole이 되어요.

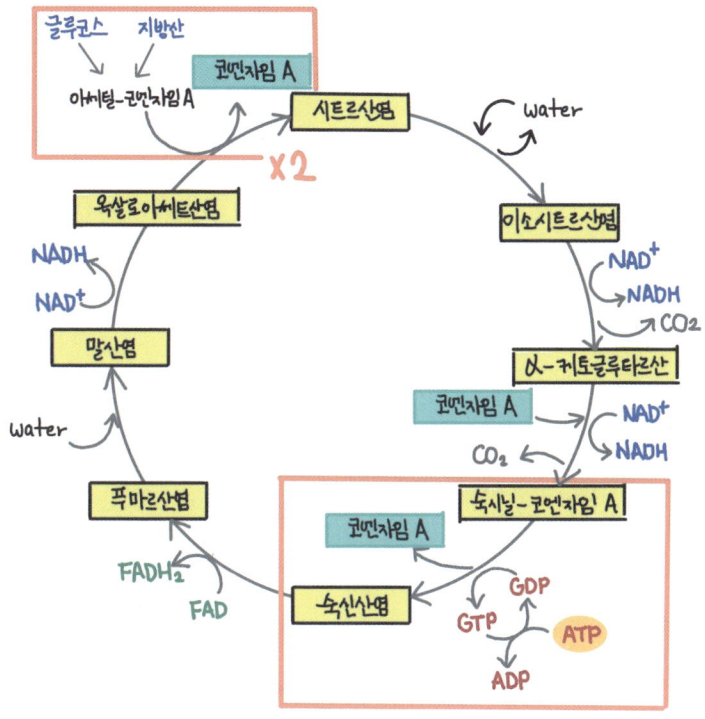

## 전자전달계(Electron Transport Chain)

전자전달계를 처음 보면 복잡해 보이고 어려워 보일 수 있는데요. 다음 페이지의 그림을 보시면 미토콘드리아의 내막에 통통하게 박혀있는 단백질 복합체들이 보일 거예요. 해당과정과 크렙스 회로를 지나는 동안 떨어져나온 수소이온들이 코엔자임(coenzyme)이라고 부르는 보효소인 $NAD^+$와 FAD에 붙어서 NADH와 $FADH_2$로 형태가 전환돼요.

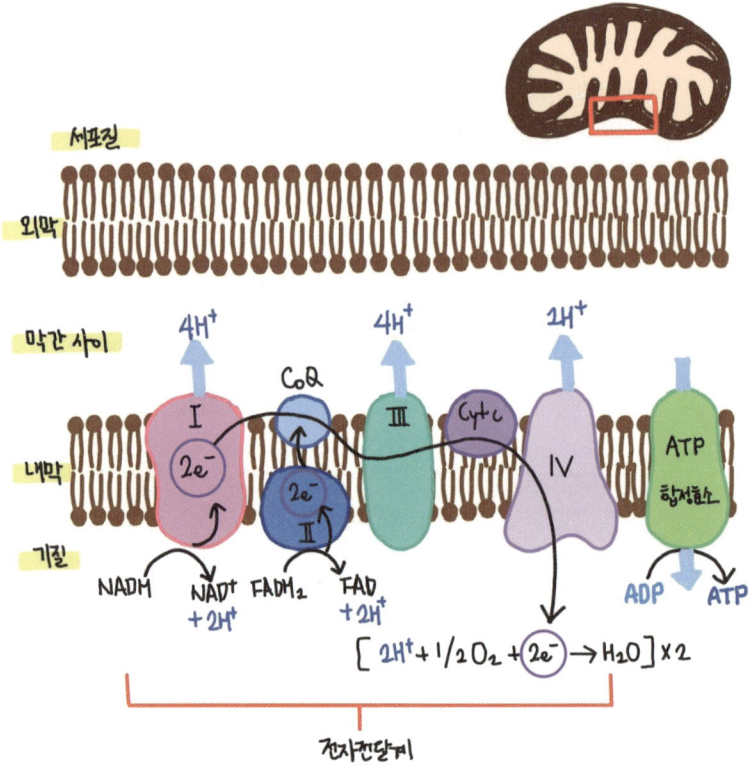

그림의 맨 아랫부분인 미토콘드리아 기질에 $H^+$ 농도가 높아서 미토콘드리아 외막 쪽으로 수소이온을 퍼 올려 농도를 맞추는 과정이에요.

과정의 거의 끝에서 $H^+$가 최종 수용체인 산소와 결합해 물($H_2O$)을 만드는 것을 보면 이 과정을 왜 산화적 인산화(oxidative phosphorylation)라고 부르는지 이해가 될 거예요.

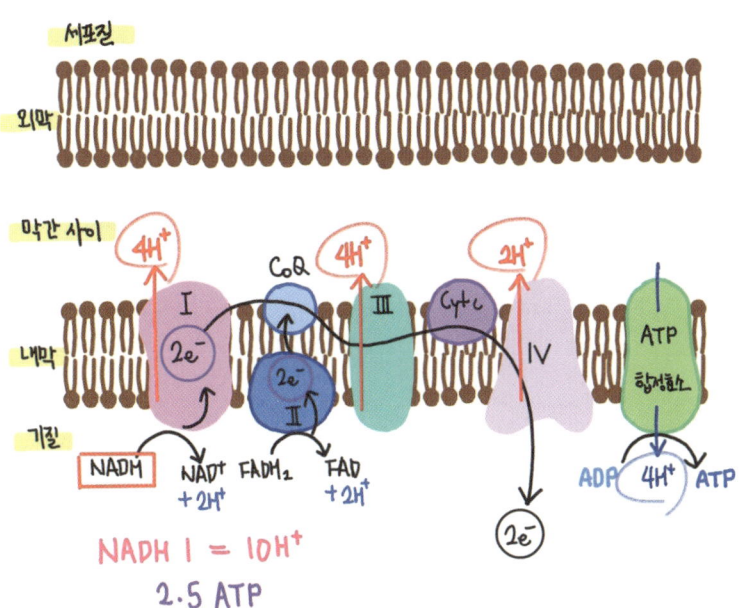

먼저 NADH 같은 경우 분자 하나가 전자전달계를 거치면서 10개의 수소 이온이 미토콘드리아 외막 구획으로 퍼 올려지고 ATP 합성 단백질을 통해 4개의 수소이온이 사용되기 때문에 총 2.5 ATP를 생산해요.

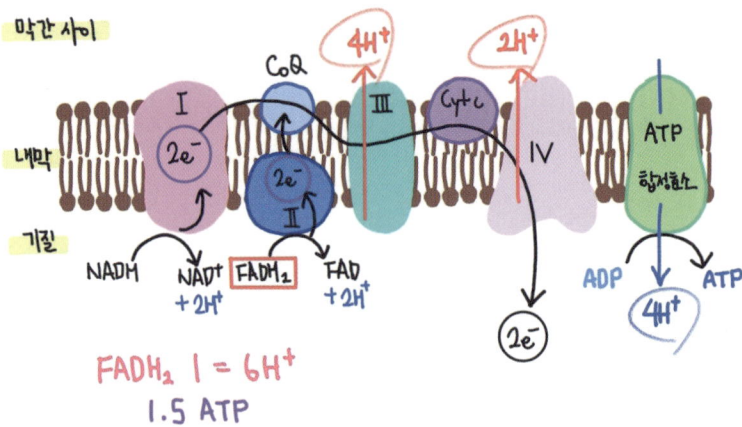

FADH₂ 같은 경우는 분자 하나가 그림에서 보이듯 6개의 수소이온이 막을 거쳐 올라가고 4개의 수소이온이 사용되기 때문에 1.5 ATP를 생산할 수 있어요.

탄수화물인 글루코스와 글리코겐 산화를 통해 얻을 수 있는 에너지의 양을 한 번 더 정리해 볼게요. 먼저 글루코스 한 분자의 완전한 산화는 32 mole ATP를 생산해요. 해당과정에서 2 ATP, 2 NADH가 만들어지고 크렙스 회로를 들어가기 전에 피루브산염에서 아세틸-CoA로 전환되면서 2 NADH가 생산돼요. 크렙스 회로를 2번 돌면서 2 ATP, 6 NADH, 2 FADH₂가 생성되면 모두 더했을 때 4 ATP, 10 NADH, 2 FADH₂가 돼요.

그럼 NADH와 FADH₂를 ATP로 바꾸려면 어떻게 해야 할까요?

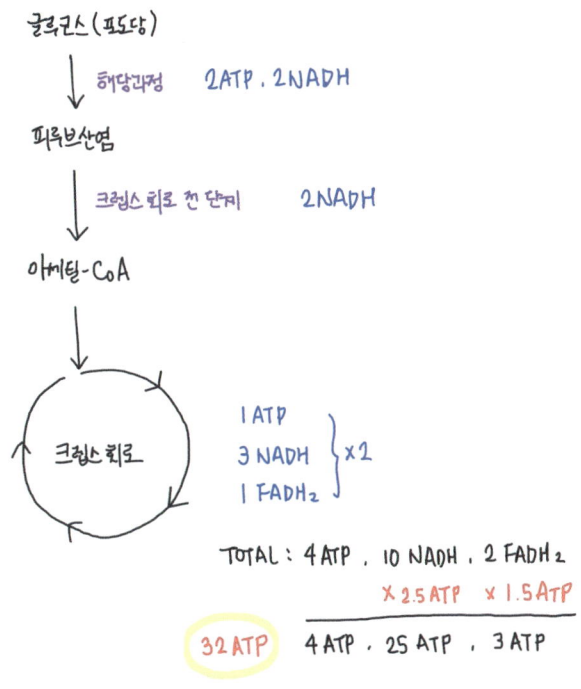

    10 NADH에 2.5 ATP를 곱하고 2 FADH₂에 1.5 ATP를 곱해주세요. 각각 25 ATP와 3 ATP에 원래 ATP로 있던 4개까지 모두 더하면 32 mole의 ATP가 1 mole의 글루코스를 산화해서 얻을 수 있는 에너지의 양이에요. 그럼 근육 글리코겐 1 mole을 산화하면 얼마만큼의 에너지를 얻을 수 있을까요? 앞에서 살짝 말씀드리고 넘어간 부분인데 근육 글리코겐이 글리코겐분해 과정을 통해 글루코스로 전환할 땐 ATP 하나가 요구되지 않기 때문에 총 33 mole의 ATP가 생산됩니다.

    사실 기본적인 에너지 대사에 대한 이해가 운동생리학의 시작이지만 그래서 가장 어렵고 복잡해요. 기억이 잘 안 날 때마다 반복적으로 읽어보는 걸 추천해 드려요.

**요점 정리!**

1. 에너지 시스템은 동시다발적으로 사용되지만, 운동 강도에 따라 지배적으로 사용되는 에너지 시스템이 달라진다.
2. 에너지 대사 시스템에는 ATP-PCr 시스템, 해당 시스템, 산화적 인산화 시스템이 있다.
3. 인산기(Pi)가 떨어질 때 에너지가 방출되고 인산기가 붙을 때 에너지를 흡수한다.
4. ATP-PCr 시스템은 10초 이내의 순간적으로 폭발적인 힘이 필요할 때 지배적으로 사용된다.
5. 해당 시스템에서 글루코스 1분자가 분해되면 ATP 2분자와 피루브산염 2분자가 생성된다.
6. 운동 지속시간이 길어지면서 산화적 인산화 시스템이 지배적으로 작동하기 시작한다.

# 3강

## 에너지 시스템의 상호작용
## : 목적에 따라 달라져야 하는 운동 방법

탄수화물이 음식물을 통해 체내로 들어와 어떻게 사용 가능한 에너지로 전환되는지에 대해 살펴봤는데요. 그럼 지방을 섭취한 후에 우리 몸에서는 어떤 일이 일어나는지 알아보도록 할게요. 체내 지방 저장량은 탄수화물 저장량을 훨씬 뛰어넘는데 그 많은 지방은 언제 어떻게 사용되는지 설명해 드릴게요.

### 지방의 산화

지방에는 지방산, 중성지방, 인지질, 스테로이드류까지 여러 종류가 있어요. 하지만 트라이글리세라이드(triglyceride)라고도 불리는 중성지방이 주요 에너지 공급원으로 사용돼요. 중성지방은 주로 지방세포와 근육섬유 사이에 저장되어 있어요.

**지방분해 (lipolysis)**

중성지방 —(효소! lipase)→ 유리지방산 (FFA) + 글리세롤

지방이 에너지 생산에 사용되려면 먼저 기본 구성단위로 쪼개져야 하는데요. 지방분해효소인 리파아제(lipase)[1]가 중성지방을 유리지방산(FFA)과 글리세롤로 분해해요. 이 과정을 지방 분해라고 해요.

빨간색으로 밑줄 그어진 유리지방산(FFA)은 체내 주된 에너지 공급원이에요. 혈액을 통해 신체 곳곳으로 운반돼요.

유리지방산 역시 에너지로 생산되기 위해서는 미토콘드리아에서 아세틸-CoA로 전환되어야 해요. 크렙스 회로로 들어가기 위한 전 단계라고 보시면 돼요. 이 전환 과정을 베타(β)산화라고 불러요. 이후에는 탄수화물과 마찬가지로 크렙스 회로와 전자전달계로 이동하면서 에너지를 생산해요. 운동 지속시간이 증가하면 연료로서 유리지방산의 기여도가 높아지게 돼요.

지방이 같은 무게의 탄수화물보다 더 많은 양의 kcal을 제공하지만 분해되기 위해서는 훨

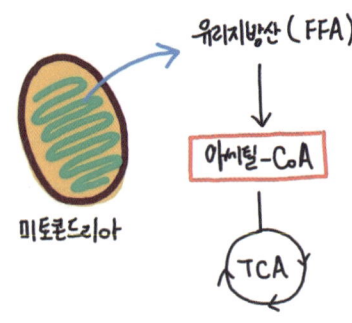

**베타(β)산화**

유리지방산 (FFA) → 아세틸-CoA → TCA

---

1. 화학적 반응의 속도를 높여주는 효소는 주로 -아제(-ase)라는 명칭을 가지고 있음.

씬 더 많은 양의 산소를 요구하고 에너지로 사용되기까지 시간이 너무 오래 걸리기 때문에 강도 높은 운동을 할 때는 지방보다 탄수화물이 더 쉽게 이용되고 체내에서 선호하는 에너지원이에요.

## 단백질 대사

탄수화물과 지방이 주된 에너지 공급원이긴 하지만 단백질 역시 어떤 상황에서는 에너지로 사용돼요. 정확히 말하면 단백질을 구성하는 아미노산이 에너지로 쓰이죠. 하지만 아미노산이 곧바로 에너지원으로 사용되지는 못하기 때문에 먼저 글루코스(포도당)로 전환하는 글루코스신생합성(gluconeogenesis) 과정을 통하거나 피루브산이나 아세틸-CoA 혹은 크렙스 회로의 중간대사물로 바뀌어 산화 과정으로 흘러 들어가게 돼요.

단백질이 탄수화물이나 지방처럼 쉽게 에너지원으로 쓰이지 않는 이유는 단백질이 아미노산으로 분해될 때 질소가 함께 방출되는데 일부를 제외한 질소는 요소로 전환되어 소변으로 배출돼요. 질소에서 요소로 전환되는 과정에서 또 ATP가 사용되어 소모돼요. 일반적으로 단백질은 전체 사용 에너지의 5%에서 10% 정도에만 관여해요.

## 에너지 대사 시스템 정리

3가지 기본 에너지 대사 시스템인 ATP-PCr 시스템, 해당 시스템, 산화적 인산화 시스템에 대해서 자세히 공부해봤는데요. 세 가지 에너지 시스템은 한 번에 하나씩 서로 독립적으로 작용하지 않아요. 세 가지 시스템이 동시다발적으로 작동하고 운동 지속시간을 바탕으로 한 인체의 에너지 요구량에 맞는 한 가지 에너지 시스템이 지배적으로 작동해요.

예를 들어, 10초 이내의 시간 동안 전력으로 스프린트를 한다고 하면 빠르게 에너지를 제공할 수 있는 ATP-PCr 시스템이 지배적인 에너지 시스템으로 사용되고 해당과정과 산화적 인산화 시스템은 요구되는 에너지 일부를 제공해요. 반대로 30분 이상의 오래달리기 같은 경우 산화적 인산화 시스템을 통해 ATP를 주도적으로 공급하지만, ATP-PCr 시스템과 해당 시스템도 일부 에너지를 제공해요.

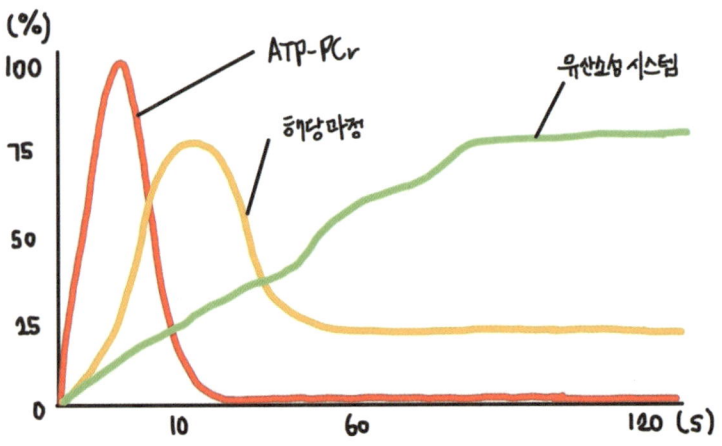

그림을 보면 운동 강도와 운동 지속 시간에 따라 지배적으로 사용되는 에너지 시스템이 있지만 3가지 에너지 시스템이 동시다발적으로 사용되는 것을 볼 수 있어요.

## 운동 시 대사

앞에서 배운 기본적인 에너지 대사 시스템을 보면 우리 몸은 운동 시 ATP 생산량과 소비량이 모두 늘어나는 사실을 확인할 수 있어요. 특히 에너지 생산의 증가는 골격근이 운동 중 수축할 때 많이 생산되고 많이 사용돼요.

운동 트레이닝 시 중요하게 생각하는 4가지 요소가 있어요. 운동의 빈도(Frequency), 강도(Intensity), 형태(Type), 그리고 시간(Time)이에요. 줄여서 FITT라고 부르기도 해요. 운동의 강도와 지속시간의 영향에 따른 체내 대사 반응도 다르게 나타나요.

## 안정 시 에너지 요구량

운동하고 있지 않은 보통의 상태를 안정 시 상태라고 하는데요. 신체의 기능 유지만을 위해 에너지를 공급하고 있는 상태를 지칭해요. 안정 시에 우리 몸은 유산소성 대사 작용으로 에너지(ATP)를 공급해요. 이때 혈액 내 젖산염 농도는 보통 1mmol/L 미만으로 유지가 돼요.

## 단시간, 고강도 운동

단시간 동안 고강도 운동을 할 때 사용되는 에너지는 우선 무산소성 경로를 통해 생성돼요. 여기서 ATP-PCr 시스템이 주도적으로 쓰이는지 아니면 해당 시스템이 주도적으로 쓰이는지는 운동의 지속시간에 따라 결정돼요.

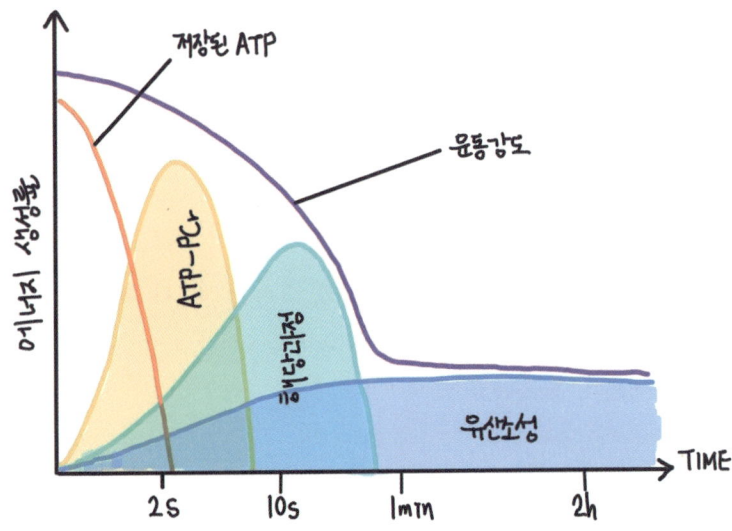

　예를 들어, 5초 이내의 빠른 스프린트 달리기를 위한 전력 질주에는 주된 에너지가 ATP-PCr 시스템에서 나와요. 그림을 보시면 주황색 선으로 표시된 기존에 저장되어 있던 ATP가 1~2초 이내로 사용되는 동안 노란색 선으로 표시된 ATP-PCr 시스템이 에너지 생산을 시작하는 것을 볼 수 있어요. 대략 50초 이내의 중거리 달리기를 위한 에너지는 해당 시스템에서 주로 생산돼요. 그림을 보시면 운동 시간이 늘어나면서 노란색으로 표시된 ATP-PCr 시스템에서 민트색으로 표시된 해당과정으로 옮겨가는 모습이 보이죠.

　우리 몸은 단시간에 운동강도가 증가하면 에너지를 빠르게 동원할 수 있는 탄수화물을 태우기 시작해요. 이전에도 여러 번 말씀드렸지만 사실 운동 지속시간이 점진적으로 늘어나면서 ATP-PCr 시스템, 해당과정, 유산소성 대사까지 단계적으로 모두 사용돼요. 한 시스템에서 다른 하나로의 완전한 전환은 일어나지 않아요.

## 장시간 운동

운동 시간이 길어지면서 유산소성 대사 시스템이 지배적으로 사용되기 시작해요. 그래프를 보시면 운동 초반에 무산소성 에너지 대사 시스템을 주도적으로 사용할 때보다 운동 강도(Workout Intensity)라고 표시된 보라색 선이 항정상태에서 유지되는 것을 볼 수 있어요.

장시간 운동 시에는 짧은 시간에 탄수화물을 주로 태우던 체내 대사 시스템이 지방을 태우기 시작해요. 지방 분해가 촉진되면서 중성지방이 유리지방산과 글리세롤로 나뉘고 혈액과 근육 내부에 유리지방산 농도가 증가해요. 체내 유리지방산 농도가 높아지면 지방 대사가 활성화돼요.

그래프만 보면 항정상태에서 계속 운동강도가 유지된다고 생각할 수 있는데요. 저강도로 장시간 운동하면 비슷한 운동강도를 유지할 수 있지만 덥고 습한 환경에서 운동하거나 너무 높은 강도로 운동하면 더 많은 산소섭취가 필요하게 되면서 항정상태를 유지하기 어렵게 돼요..

## 근섬유 종류와 지구력 운동

이제 근육을 구성하고 있는 섬유의 종류에 대해 알아볼 텐데요. 근육의 섬유에는 크게 두 가지 종류가 있어요. 지근이라고 부르는 Type I(slow-twitch) 섬유와 속근이라고 부르는 Type II(fast-twitch) 섬유가 있어요. 이름 그대로 속근 섬유는 빠르고 격렬한 운동에 주로 동원되고 지근 섬유는 낮은 강도의 운동에 사용돼요. 그러므로 지근 섬유가 속근 섬유에 비해 유산소 운동에 더 적합해요. 그 이유는 type I 섬유에 미토콘드리아가 더 많아 산소를 사용하는 산화 능력이 높기 때문이에요. 반면 type II 섬유는 해당과정 에너지 생산에 더 적합해요.

지근(Type I) 섬유와 속근(Type II) 섬유 모두 젖산탈수소효소(LDH)라고 불리는 에너지 생산에 관여하는 효소를 가지고 있어요. 젖산탈수소효소는 에너지 생산에서 어떤 역할을 할까요?

아래 보이는 그림처럼 피루브산염 분자를 젖산염 분자로 바꾸는 효소에요. 화살표가 양방향을 가리키고 있는 것처럼 필요에 따라 젖산염 분자를 피루브산염 분자로 바꾸기도 해요. 보통 탄수화물 대사, 해당과정, 그리고 글루코스 신생합성(포도당신생합성) 과정에서 효소로 사용돼요. 자, 그럼 다시 지근과 속근으로 돌아가서 이야기해 볼게요.

속근 섬유에 있는 LDH 효소는 피루브산염 친화적이라서 젖산염의 형성을 촉진해요. 반대로 지근 섬유에 있는 LDH 효소는 젖산염을 피루브산염으로 전환되는 것을 더 촉진한답니다. 운동 강도가 높아지면 지근 보다 속근 사용이 더 커지면서 체내 젖산염의 농도가 증가하게 돼요.

$$\text{pyruvate (피루브산염)} \underset{LDH}{\overset{NADH \rightarrow NAD^+}{\rightleftharpoons}} \text{lactate (젖산염)}$$

젖산염의 축적이 근육 피로를 가져온다는 이야기가 있어요. 하지만 사실 피로의 원인은 젖산이 아니에요. 피로를 느끼게 되는 과정에는 여러 가지 원인이 있어요. ATP를 빠르게 동원할 수 있게 하는 PCr 고갈 및 근육 글리코겐의 고갈, 체내 온도 상승, 또 에너지가 대사되는 과정에서 방출되는 수소이온($H^+$)이 체내에 축적되면서 우리 몸의 pH 농도를 낮춰 근육의 산성화를 초래하기 때문이에요. 특히, 근육의 피로, 근 피로를 일으키는 원인은 따로 있는데 이 부분은 근수축 부분에 관해 이야기할 때 알아보도록 할게요.

지근과 속근의 차이에 대해서 알아봤으니 이제 지구력 운동이 가져오는 효과에 관해서 이야기해 볼게요. 지구력 훈련을 하게 되면 근육을 포함한 신체 모든 조직에서 모세혈관이 동원되어 근섬유로 흐르는 혈액의 양을 늘리고 효율적인 혈액의 재분배를 통해 활동하는 근육 쪽으로 더 많은 피가 흐르도록 해요. 지구력 훈련과 같이 유산소성 훈련을 통해 미토콘드리아가 가지고 있는 산화 효소가 늘어날 수 있도록 근섬유를 자극해 유산소성 대사 과정의 효율을 증가시켜요. 이런 과정은 유리지방산을 아세틸-CoA로 전환하는 베타(β)산화와 관련된 효소들도 증가시킬 수 있어 근육이 ATP 생산을 할 때 지방을 더 많이 사용하도록 도울 수 있어요. 따라서 평소 type I 섬유보다 type II 섬유 비율이 높았던 사람들도 지구력 훈련을 통해 근육의 유산소성 능력을 향상할 수 있어요.

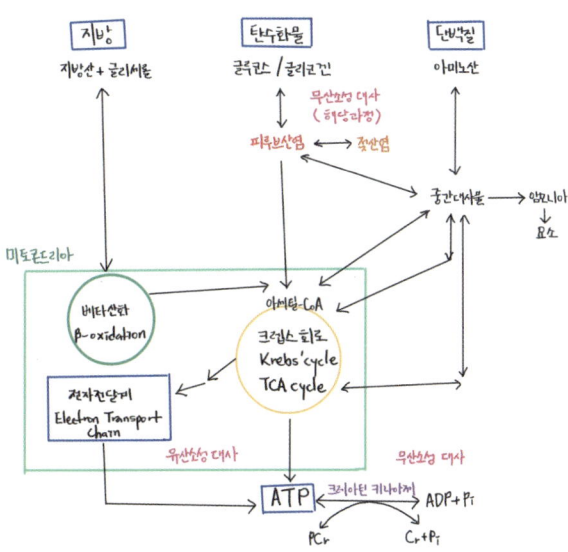

### 요점 정리!

1. ATP-PCr 시스템에서 크레아틴 카이네이스를 통해 PCr 에서 Pi가 떨어져 나와 ADP와 결합하면서 ATP를 생산한다. PCr 시스템은 무산소성 시스템이며 한 분자의 PCr 당 한 분자의 ATP를 만들어 낸다.

2. 해당 시스템은 글루코스나 글리코겐이 피루브산염으로 분해되는 과정이다. 이 과정에서 산소가 사용되면서 해당과정이 진행되면 피루브산염은 아세틸-CoA로 전환되어 크렙스 회로로 들어간다. 산소가 사용되지 않으면서 해당과정이 진행되면 피루브산염은 젖산탈수소효소(LDH)에 의해 젖산염으로 바뀐다.

3. 산화적 시스템은 산소를 사용해서 영양소를 분해한다. 무산소성 시스템들보다 더 많은 양의 에너지를 생산할 수 있다.

4. 탄수화물 대사 과정에는 해당과정, 크렙스 회로, 전자전달계가 포함된다.

5. 지방 대사 과정은 유리지방산이 베타산화에 의해 아세틸-CoA로 전환되는 과정 이후로 탄수화물 산화와 같은 과정을 거친다. 지방 산화로 얻을 수 있는 에너지는 탄수화물 산화보다 훨씬 많지만, 지방은 분해 과정이 너무 느리고 많은 산소가 필요하므로 빠르게 에너지를 생산해내야 하는 상황에서는 탄수화물이 선호된다.

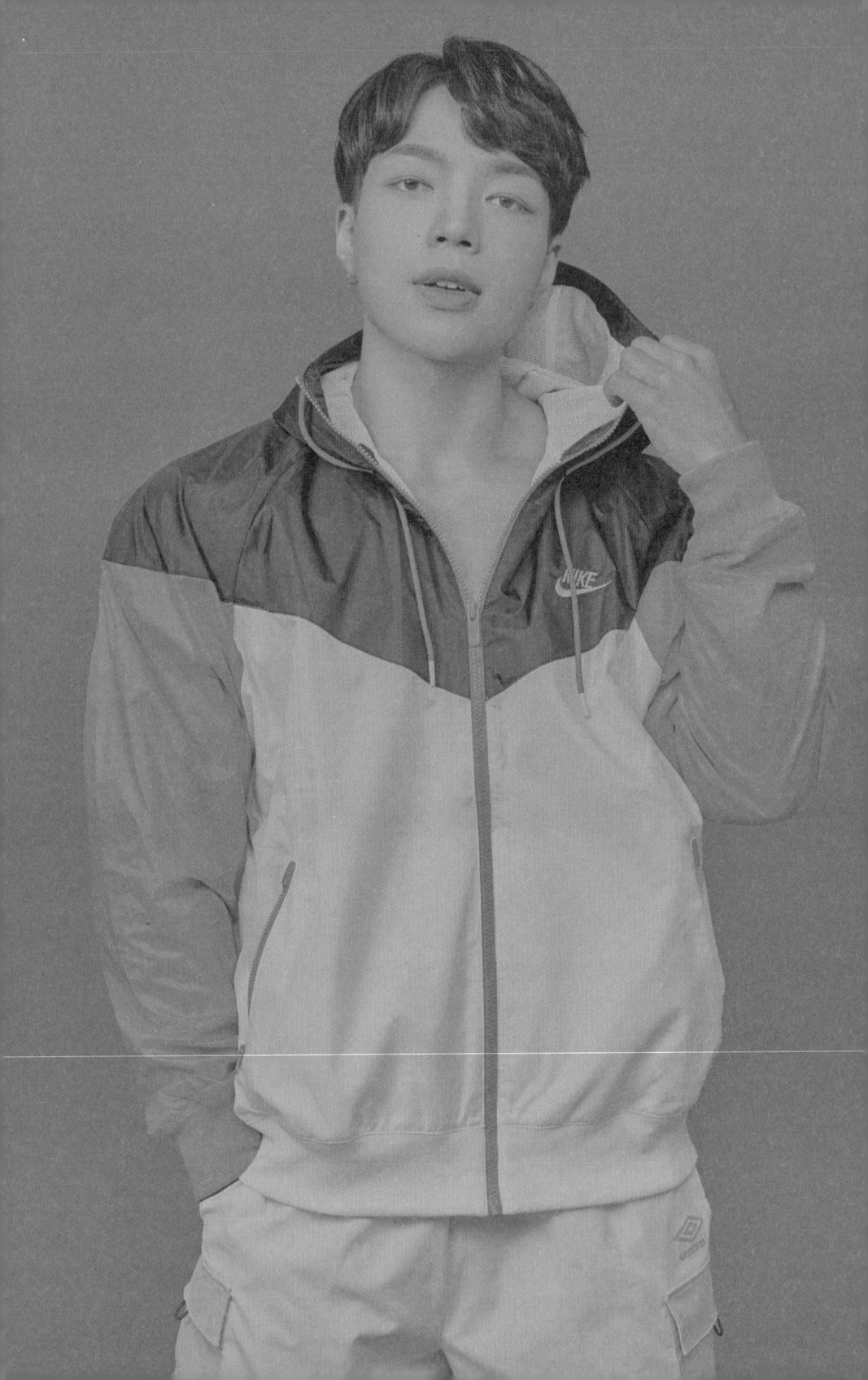

# 2장

# 에너지 소비와
# 유산소성·무산소성 트레이닝

---

**4강**
**유산소성 운동과 생리학적 효과**
지구력 운동의 효과: 최대산소섭취량 개선 | 지구력 훈련이 주는 생리학적 변화

**5강**
**근력 운동의 생리학적 효과: 근성장과 근비대**
근섬유 형태 | 저항성 운동이 가져오는 효과 | 근성장의 과정

# 4강

## 유산소성 운동과 생리학적 효과

에너지 대사 시스템에 관해 이야기할 때 무산소성 에너지 대사와 유산소성 에너지 대사가 있지만, 유산소성, 무산소성 할 것 없이 모든 에너지 시스템은 동시다발적으로 사용되고 운동 강도와 지속시간에 따라서 지배적으로 사용되는 시스템이 결정돼요. 이제 에너지 시스템에 대한 이해를 바탕으로 유산소성, 무산소성 트레이닝에 대한 생리학적 효과에 대해 알아볼 거예요. 보통 유산소성 운동, 무산소성 운동을 말하기 쉽게 유산소 운동, 무산소 운동이라고 하지만 사실 지구력 운동과 저항성 운동이라고 이야기하는 것이 더 정확하다고 볼 수 있어요. 그 이유는 완전한 유산소 운동도 완전한 무산소 운동도 없기 때문이에요.

그래서 유산소적 지구력 트레이닝과 무산소적 저항성 트레이닝을 나눠서 이야기해 볼 텐데요. 이번 시간에는 유산소적 지구력 트레이닝이 가져올 수 있는 생리학적 효과에 대해서 알아보도록 해요.

## 심폐지구력

주로 지구력 운동이나 유산소 운동이라고 하면 많은 분들이 달리기나 수영, 사이클링 같은 운동을 떠올리실 텐데요. 심폐지구력이란 큰 근육군을 사용하는 동적인 전신운동 및 오래 운동할 수 있는 능력과 관계가 있어요. 장시간 동안 쓰이는 근육으로 산소가 잘 운반될 수 있도록 하는 심혈관계와 호흡계의 능력이고 유산소적으로 에너지를 사용하는 근육의 능력이기도 해요.

## 최대산소섭취량

유산소성 지구력 운동을 지속적으로 수행하게 되면 최대유산소성 능력이라고 하는 최대산소섭취량($VO_2max$)이 증가하게 돼요. 최대산소섭취량은 최대 강도의 운동을 수행할 때 최대로 소비할 수 있는 산소 소비율을 말해요. 운동 생리학자들은 최대산소섭취량이 심폐지구력을 실험적으로 측정할 수 있는 가장 객관적인 지표라고 이야기해요.

    운동이 시작되면 산소섭취량은 운동 강도와 함께 점진적으로 증가하다가 어느 순간 운동 강도를 더 높여도 증가하지 않는 고원(plateau) 혹은 정체기에 도달하거나 오히려 감소하게 되는데 이 구간이 $VO_2max$에요. 는 봤지만, 머릿속에서 정리가 잘 안 되고 설명하기는 어렵다고 느낄 텐데요. 우리 몸에서 에너지원이 되는 탄수화물, 지방, 단백질에 관해 이야기해 볼 거에요. 음식의 형태로 섭취한 에너지가 체내에서 어떤 반응을 일으키는지 그리고 그런 반응들이 다이어트와 운동에 어떤 영향을 미치는지 지금부터 설명해 드릴게요.

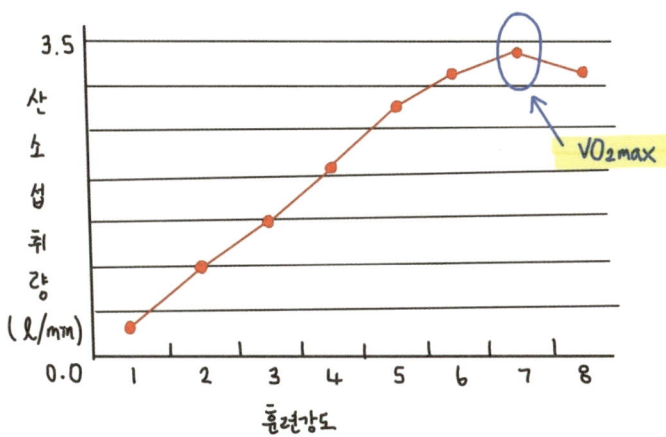

유전적으로 최대산소섭취량을 결정하는 요인에는 선천적으로 큰 심장혈관의 수용력과 높은 지근 섬유의 비율이 있어요. 쉽게 말해서 유전적으로 심장혈관이 커서 한 번에 많은 양의 혈액을 받아들일 수 있는 능력이 있고 천천히 수축하기 때문에 피로에 강해 오랫동안 활성화할 수 있는 지근 섬유 비율이 높아 최대산소섭취량 수치가 좋게 나오는 사람들이 있어요.

하지만 선천적으로 지구력 능력이 좋지 않더라도 운동을 통해 최대산소섭취량을 증가시킬 수 있어요. 운동 강도, 빈도, 지속시간의 조절을 통해 지구력 운동의 생리학적 효과를 끌어낼 수 있어요. 산소섭취량이 증가한다는 의미는 몸이 더 많은 양의 산소를 흡수할 수 있게 되고 그렇게 되면 신체가 에너지를 재합성하는 능력도 좋아져요. 또 지방이 분해될 때 탄수화물보다 더 많은 양의 산소가 필요하다고 저번 장에서 말씀드렸듯이 산소섭취량이 증가하면 체내 지방 분해율도 높아져요.

## 지구력 운동의 효과: 최대산소섭취량 개선

먼저 최대산소섭취량을 구하는 공식을 보면 최대심박출량과 최대동정맥산소차가 증가하게 될 때 최대산소섭취량이 개선된다는 사실을 알 수 있어요. 최대심박출량은 1분 안에 심장이 몇 회 뛰는지를 보여주는 심박수에 심장이 한 번 뛸 때 뿜어져 나오는 혈액의 양을 나타내는 1회 박출량을 곱한 값이에요. 동정맥산소차란 얼마나 많은 산소가 심장에서 뿜어져 나와 체내의 조직에서 사용되었는지를 보여주는 값이에요. 즉 우리 몸이 혈액에서 얼마나 많은 산소를 흡수해 사용할 수 있는지 보여주는 우리 몸의 산소 추출 능력이라고 생각하면 이해하기 쉬울 거예요.

최대산소섭취량 = 최대심박출량 × 최대동정맥산소차
(심박수 × 1회 박출량)

$$VO_2\,max = (HR \times SV) \times a\text{-}vO_2\,difference$$

이 능력은 주로 근육 속의 미토콘드리아 숫자가 증가하고 모세혈관의 밀도가 높아지면서 좋아져요. 즉, 모세혈관이 더 촘촘하게 자리를 잡는다는 의미예요. 모세혈관의 밀도 증가가 중요한 이유는 근육이 최대 힘으로 운동할 때 근육에 더 많은 혈액이 흐르게 해 에너지 공급이 원활해지기 때문이에요. 지구력 운동 후 미토콘드리아의 수가 증가하게 되면 모세혈관으로부터 받는 산소를 다른 조직으로 원활하게 공급할 수 있어요.

그동안의 연구에서는 단기간(1~4개월)의 지구력 훈련을 통해 최대심박출량이 향상된 결과가 나타났어요. 하지만 더 긴 기간(32개월 이상)의 훈련 이후에는 최대심박출량과 최대동정맥산소차가 모두 늘어난 사실을 확인했어요. 장시간의 유산소성 지구력 트레이닝은 심실의 벽을 두껍게 하고, 특히 혈액을 온몸으로 보낼 때 수축하는 좌심실의 크기를 키워 혈액을 한 번에 온몸으로 뿜어내는 양(박출량) 증가에 기여할 수 있어요.

## 지구력 훈련이 주는 생리학적 변화

사실 위에서 언급한 최대산소섭취량 증가보다 중요한 것은 지구력 운동이 가져오는 운동 수행 능력의 개선인데요. 실제로 지구력 운동을 지속한 후 근골격계에 구조적, 생화학적 변화가 있었어요. 간단하게 나열해보자면 골격근 중 지근 섬유의 비율 증가, 미토콘드리아와 모세혈관 밀도 증가, 지방 대사에 관여하는 능력 향상 등이 지구력 운동을 함으로써 얻을 수 있는 효과라고 볼 수 있어요.

첫 번째로, 지구력 운동이 근섬유의 유형과 모세혈관에 어떤 변화를 일으키는지 자세하게 알아볼 텐데요. 그전에 먼저 골격근의 구조와 근수축이 어떻게 일어나는지 아주 간단히 보고 넘어갈게요.

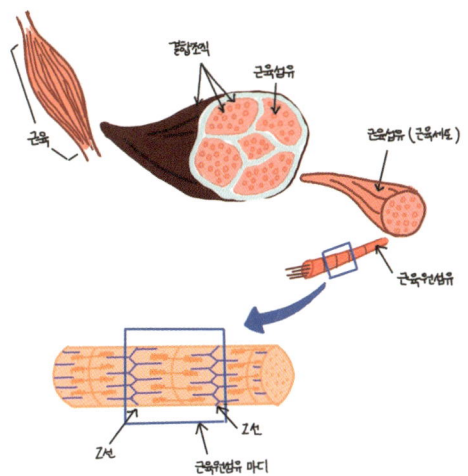

그림처럼 근육의 결합조직으로 들어가 보면 가장 안쪽에 근원섬유가 있어요. 근원섬유는 근육을 수축하는 단백질을 포함하는 가는 실 같은 구조로 되어 있는데 크게 두 가지 단백질 필라멘트로 구성되어 있어요. 그림에 굵은 실처럼 보이는 마이오신 단백질과 얇은 실처럼 보이는 액틴 단백질이 보일 거예요.

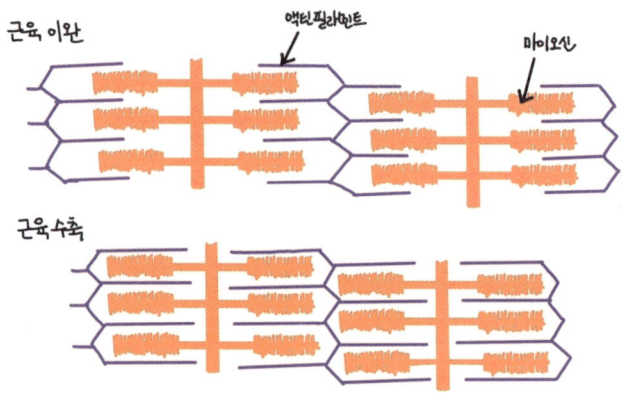

근육이 수축하면서 윈섬유 마디가 짧아짐. 이때 ATP가 사용된다.

근육에 힘이 빠져 있을 때는 근육원섬유 마디가 서로 간격을 유지하고 있다가 운동과 같은 근육에 힘을 주는 근육 수축이 일어날 때는 액틴 필라멘트 안에 있는 트로포닌(troponin)과 트로포미오신(tropomyosin) 단백질이 근육의 수축과정을 조절하는 데 중요한 역할을 해요.

먼저 근육이 수축하라는 신경 자극을 받으면 신경 전달 물질과 함께 통해 칼슘 이온이 유입돼요. 유입된 칼슘 이온은 그림에서 보이는 것처럼 액틴 필라멘트의 트로포닌 단백질에 결합하고 액틴 필라멘트를 따라 트로포미오신이 옮겨지며 액틴이 마이오신 위로 미끄러져 들어가게 되고 마이오신이 액틴이라는 무빙워크를 타고 가는 것처럼 수축해요. 이때 근육의 길이가 짧아지고 강한 장력이 발생하게 돼요.

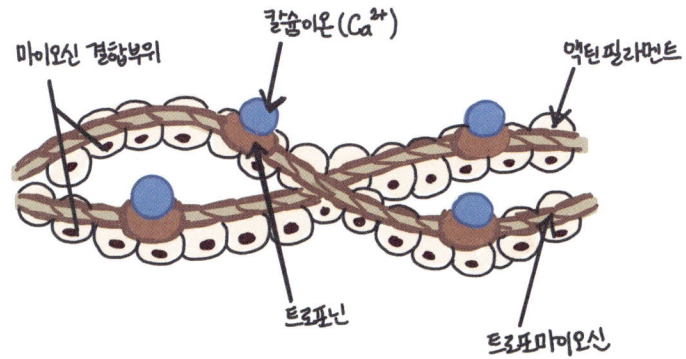

　근육이 힘을 쓰려면 에너지가 필요하죠. 그 에너지가 ATP에요. 근수축에서도 역시 ATP가 사용되는데 정확히 말하면 ATPase 라고 부르는 효소에 의한 ATP의 분해가 시작되면서 근육 수축이 시작돼요. ATPase 에 의해 ATP가 ADP와 Pi로 분해되면서 방출된 에너지가 마이오신 머리와 액틴을 결합해 근원섬유 길이를 짧아지게 하면서 근육 수축이 일어나게 돼요.

　유산소성 운동을 하게 되면 미토콘드리아와 모세혈관이 많아진다고 했는데 먼저 미토콘드리아와 근섬유를 둘러싸고 있는 모세혈관이 많아지면 근육이 수축할 때 더 많은 양의 산소를 근육에 공급할 수 있게 돼요. 근육이 산소를 사용하는 능력이 향상되면 더 많은 에너지를 해당 근육이 사용할 수 있게 되고 산소가 근섬유로 확산하는 거리가 짧아지기 때문에 효율성 또한 높아져요. 즉, 가성비가 좋아지는 거예요.

　지구력 운동이 가져오는 우리 몸의 생리학적 변화 두 번째는 운동할 때 지방을 태우도록 하는 지방 대사를 증가시켜요. 운동할 때 탄수화물(포도당)을 사용하는 것보다 지방이라는 연료로 에너지를 만드는 것이 더 효율적인데요. 앞에서도 언급했듯이 일반적으로 우리 몸속을 돌아다니고 있는 혈장 포도당은 뇌와 같은 신경계의 주요 연료이기 때문이에요.

또한 체내 면역기능을 위한 영양소로도 탄수화물을 주로 이용하기 때문에 운동을 통한 탄수화물 소비가 너무 높아지게 되면 혈당이 낮아지게 돼요. 그렇게 되면 신경계나 면역계에서 사용할 수 있는 연료가 고갈되어 인지능력과 회복 능력에 부정적인 영향을 미치게 되기 때문에 되도록 골격근에서는 탄수화물 사용을 조금 줄이는 게 좋아요.

그러려면 운동을 할 때 지방을 에너지로 사용하는 시스템을 효과적으로 가동해야 해요. 그럼 이제 지구력 운동이 어떻게 탄수화물과 지방 대사에 영향을 미치는지 알아보도록 해요.

## 혈장 포도당 이용 감소

골격근이 수축할 때 포도당 흡수는 포도당 수송 단백질(GLUT4)을 통해서 이루어져요. 포도당 수송체(GLUT4, Glucose Transporter Type 4)라고도 불리는 이 단백질은 인슐린 호르몬에 의해 작동하는 인슐린 조절 포도당 수송체로 그림에서 보이듯 근세포 막 사이에 끼어 있는 파란색 단백질 덩어리가 포도당 수송 단백질이에요.

지구력 운동은 바로 이 포도당 수송체 수와 인슐린이 포도당을 근육으로 전달하는 능력 모두를 증가시켜서 포도당을 근육섬유 안으로 수송하는 능력을 향상해요. 즉, 근육섬유에 포도당이 잘 전달되어 있어서 근육은 혈중에서 포도당을 더 수송해오지 않아도 되어 불필요한 포도당 대사가 추가로 이루어지지 않게 해요. 실제로 지구력 훈

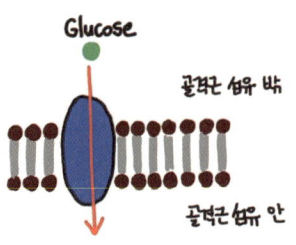

련이 잘되어 있는 개인은 혈중 포도당 농도를 잘 유지하고 포도당 대사 또한 느리게 이루어져서 저혈당 위험에 대한 적응이 잘 되어 있다고 해요.

## 운동 시 지방 대사 증가

지구력 운동은 근육으로 지방이 잘 전달되도록 하고 근육에서 지방을 연료로 사용하는 능력을 확대함으로써 운동 시 지방 대사가 잘 이루어지도록 해요. 먼저 지구력 운동이 근육으로 지방 전달을 증가시키는 3가지 방법이 있어요. 첫째, 모세혈관 밀도가 증가해 근육으로 전달되는 유리지방산(free fatty acid, FFA)이 늘어나요. 둘째, 근육섬유에 유리지방산을 수송하는 능력 자체가 좋아져요. 셋째, 유리지방산을 세포질에서 미토콘드리아로 이동시키는 능력이 향상되어요. 또한 앞에서 말씀드렸던 것처럼 지구력 운동이 근섬유의 미토콘드리아 양을 증가시키는데 그렇게 되면 미토콘드리아에서 지방 대사가 더 많이 일어나게 돼요. 에너지 시스템 파트에서 배우셨던 것처럼 유리지방산이 미토콘드리아에서 베타산화에 의해 아세틸 조효소 A(acetyl-CoA)로 전환되어 크렙스 회로(Krebs cycle)에서 대사되는 것을 생각하면 매우 중요한 부분이죠. 조금 더 자세히 살펴볼 거예요.

근육이 운동할 때 지방 산화는 근육 내부에 있던 지방이 절반 정도 사용되고 나머지 절반은 혈장 유리지방산에 의해서 공급돼요. 앞서 말씀드렸듯 지구력 운동으로 모세혈관 밀도가 증가하면 혈액이 촘촘한 모세혈관을 천천히 통과하게 되어 유리지방산이 세포로 흡수될 수 있는 시간을 증가시켜요.

지구력 운동은 유리지방산을 지방 대사가 발생하는 미토콘드리아로 수송하는 능력을 향상하게 시키고 미토콘드리아 수 자체도 증가시켜요. 이렇게 되면 유리지방산에 대한 베타($\beta$)산화가 증가하게 되어 아세틸 조효소

A(acetyl-CoA)를 더 많이 생성하게 돼요. 이후 아세틸 조효소가 크렙스 회로(Krebs' cycle)로 들어가 시트르산염(citrate) 농도가 높아지게 되면 탄수화물 대사가 감소해요. 즉, 지구력 운동은 지방 대사를 촉진하고 탄수화물 대사에 대한 우리 몸의 의존도를 낮춰서 간에 저장된 글리코겐과 혈장 포도당을 비축할 수 있게 해요.

### 요점 정리!

1. 단순히 심폐 능력이 좋아지는 것뿐만 아니라 체내 에너지 대사 시스템이 조금 더 효율적으로 바뀐다.
2. 운동 초반에는 강도가 높아서 운동 지속성이 떨어지는 운동보다 40분에서 1시간 정도 꾸준히 할 수 있는 유산소성 운동으로 지구력 능력을 향상하는 것이 좋다.
3. 미토콘드리아와 모세혈관의 증가로 체내 혈액순환이 좋아진다.
4. 근력 운동 후 유산소성 운동으로 지방 대사를 촉진할 수 있다.
5. 탄수화물 사용에 대한 몸의 의존도를 낮추고 포도당 대사 능력을 좋아지게 해 저혈당 위험 감소에 도움이 될 수 있다.

# 5강

## 근력 운동의 생리학적 효과
### : 근성장과 근비대

보통 근력 운동이라고 하면 어떤 이미지가 떠오르나요? 주로 근육을 단련하는 보디빌딩, 근비대 같은 이미지를 떠올릴 텐데요. 웨이트 같은 운동을 할 때 무거운 무게를 들어 우리 몸에 저항을 주며 하는 운동을 저항성 운동이라고 해요. 또 무거운 무게를 들어 올릴 때 순간적으로 숨을 참기 때문에 많은 사람들이 근비대, 근성장 운동은 무산소 운동이라고 생각해요. 하지만 유산소 운동을 할 때와 마찬가지로 웨이트를 할 때도 운동의 지속시간에 따라 어떤 에너지 대사 시스템이 지배적으로 사용될지 결정돼요. 순간적으로 최대 근력을 끌어올리는 파워웨이트를 한다면 무산소성 에너지 시스템을 사용하고 여러 번 반복 가능한 무게로 10번, 20번 이상 근육의 지구력 능력을 향상하는 운동을 한다면 유산소성 에너지 시스템을 지배적으로 사용하게 되는 거죠.

# 근섬유 형태

유산소성 운동의 효과에 관해 이야기할 때 근육을 자세하게 근육원섬유 단위까지 나눠보고 근육 수축과 이완이 어떻게 이루어지는지 간단히 살펴보고 왔는데요. 서로 다른 종류의 힘을 내는 근섬유 형태에 대해 먼저 알아보고 넘어가도록 할게요. 근섬유에는 우리가 지근이라고 부르는 type I 섬유가 있고 속근이라고 부르는 섬유에는 type IIa 와 type IIx 2가지 종류가 있어요.

Type I 지근 섬유에는 우리 혈액 색을 붉은색으로 보이도록 하는 헤모글로빈과 비슷한 화합물인 미오글로빈(myoglobin)이 많이 포함되어 있어 산소 운반이 수월하고 그로 인해 적색을 띠기 때문에 실제로 적근이라고 불리기도 해요. 지근 섬유는 많은 수의 미토콘드리아를 가지고 있어서 산화 효소가 풍부하며 모세혈관에 둘러싸여 있어요. 미오글로빈, 미토콘드리아 그리고 모세혈관 덕분에 지근 섬유는 우수한 유산소성 대사 능력을 갖추고 있고 피로에 대한 저항성도 높아요.

반대로 type II 속근 섬유는 산소를 많이 필요로 하지 않기 때문에 미오글로빈 함유량이 많지 않아 흰색을 띠게 되고 백근이라고도 불려요. 적은 수의 미토콘드리아가 분포되어 있어 유산소성 대사 능력이 제한적이고 피로에 대한 저항이 낮아요. 하지만 속근 섬유에는 글리코겐이 충분히 저장되어 있고 해당작용을 돕는 효소가 다량 분포해 있어서 무산소성 능력이 좋아요. Type II 섬유에서도 A형과 X 유형으로 나눌 수 있는데요. Type IIa 보다 type IIx 섬유가 속근에서도 더 속근의 성질을 띠어요.

근육이 수축할 때 마이오신이 액틴 필라멘트에 강하게 연결되는데 이때 ATP 분해효소인 ATPase 를 이용해 ATP를 ADP와 Pi로 분리하면서 근수축의 연료가 되는 에너지를 방출해요. 바로 이 ATPase 가 지근과 속근을 구분하는데 type I 섬유는 느린 형태의 마이오신 ATPase 를 포함하고 type II 섬유는 빠른 형태의 마이오신 ATPase를 포함하고 있어요. 그래서 자극에 대한 반응에 type II 섬유가 더 빠르게 반응하고 수축할 수 있어요.

Type I 섬유와 type II 섬유는 근육섬유의 바깥쪽에서 칼슘을 전달하는 근형질세망에서도 차이를 보여요. Type II 섬유의 근형질세망이 더 발달 되어 있어서 자극이 발생할 때 근육 세포에 칼슘을 더 잘 제공할 수 있어서 속근의 수축 속도가 지근보다 빠르다고 설명할 수 있어요.

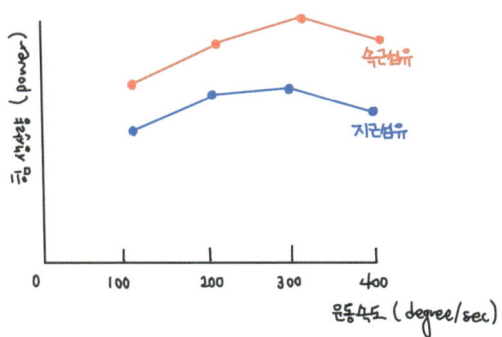

근육의 힘과 속도의 관계를 보면 지근 섬유보다 속근 섬유를 많이 포함하고 있는 근육의 속도 혹은 움직임의 속도가 더 빨라요. 이 관계를 설명할 수 있는 생화학적 근거 역시 속근 섬유에서 ATPase의 분포도가 높아 ATP를 빠르게 분해해서 에너지로 사용할 수 있기 때문이에요.

## 운동 시 나타나는 근수축 형태

근수축의 형태에는 세 가지가 있어요. 첫 번째, 근육은 뼈에 붙어서 움직이는데 우리가 움직이지 않고 있을 때, 가만히 서 있거나 한가지 자세를 유지할 때도 근육의 장력은 증가하고 정적(static)수축을 하고 있어요. 이런 형태의 수축을 등척성 활동(isometric action)이라고 해요.

보통 우리가 움직임을 줄 때 나타나는 수축은 동적(dynamic) 수축인데요. 근육의 길이가 짧아지면서 발생하는 근육의 활동을 단축성 활동(concentric action)이라고 하고 근육의 길이가 늘어나면서 장력이 커지는 근육의 활동을 신장성 활동(eccentric action)이라고 해요.

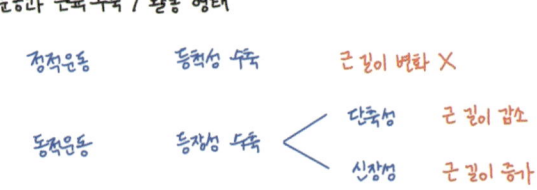

근육의 길이가 늘어나면서 근섬유가 수축하며 근육의 장력을 발휘하게 되는 신장성 수축은 근절에 기계적 장력을 주어 근육에 손상을 입히는 방법으로 근비대를 이루는 데는 효과적이지만 그만큼 근육에 스트레스를 유발하기도 하므로 염증이나 부종과 같은 부상에 주의해야 해요.

## 저항성 운동이 가져오는 효과

저항성 운동, 근력 운동이라고도 하는데요. 근력이란 용어에 대해 먼저 알아볼게요. 근력(muscular strength)이란 근육이 최대로 내는 힘이고 우리가 1RM[1]이라고도 이야기해요. 최대의 힘으로 한 번 들어 올릴 수 있는 무게에요.

많은 분들이 궁금해하시는 근비대와 근성장에 대해 알려진 두 가

---

1. 1 Repetition Maximum : 한 번에 최대 힘으로 중량을 들어 올릴 수 있는 근육의 능력을 의미함.

지 크기 증가 방식이 있어요. 첫 번째는 근섬유의 크기가 증가하는 비대(hypertrophy)가 있고 두 번째는 근섬유의 총개수가 증가하는, 즉 섬유의 개수가 많아지는 증식(hyperplasia)이 있어요. 저항성 운동으로 인한 근비대 대부분은 섬유의 개수가 증가하는 증식의 방식이 아닌 근섬유의 크기가 커지는 비대 때문이라고 알려져 있어요.

그럼 정확히 근비대는 뭘까요? 근비대는 근육의 횡단 면적을 증가시키며 일어나요. 횡단 면적의 증가는 근원섬유 안에 있는 액틴 필라멘트와 마이오신 필라멘트가 커지면서 근절의 크기를 증가시키기 때문에 발생해요.

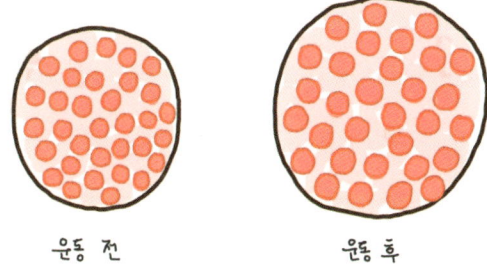

## 근성장의 과정

근성장이 일어나려면 근섬유에서 단백질을 합성하는 비율이 단백질이 분해되는 비율보다 훨씬 높아야 해요. 근력 운동을 하게 되면 화학신호가 운동한 부위의 근섬유를 자극해 단백질 합성을 증가시키면서 근비대가 일어나요.

한번 근력 운동을 하면 근단백질을 합성하는 과정과 운동으로 인한 근단백질 분해가 동시에 증가해요. 하지만 운동으로 인한 근단백질 분해율보다 합성하는 비율이 더 크기 때문에 근육이 성장해요. 사실 근성장은 상대적으로 느리게 발생하는데요. 눈에 보이는 변화를 위한 근성장은 몇 주 동안 꾸준히 근단백질의 합성률이 분해율을 초과해야 하기 때문이에요.

근력 운동을 하고 난 뒤 근단백질 합성은 매우 빠르게 증가하는 모습을 보이는데요. 운동 후 1시간에서 4시간 사이에 50에서 150%까지 근단백질 합성률을 높여요. 운동에 의한 단백질 합성의 증가는 운동의 강도에 따라 30시간에서 48시간까지도 증가한 상태로 유지돼요.

저항성 운동을 통한 단백질 합성 과정에 대해 조금 더 알아볼게요. 먼저 우리가 근력 운동을 하게 되면 근육이 수축하면서 근육 섬유막의 기계수용체(자극 전달체)가 활성화되기 시작해요. 기계수용체의 활성화를 통해 두 가지 신호가 전달되는데요. 첫 번째는 아래 그림에서 보이는 것처럼 PA(phosphatidic acid, 포스파티딘산)라고 하는 지질분자를 합성하기 시작하고, 두 번째는 그림에 보이는 세포의 신호를 조절하는 인산화효소(Erk, extracellular signal regulated kinase)를 활성화해요.

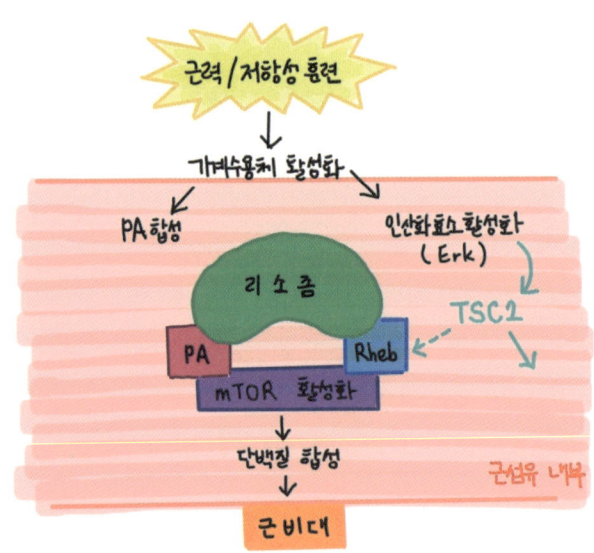

그림에서 보라색으로 표시된 부분이 mTOR 단백질 인산화 효소인데요. 이 mTOR가 근단백질 합성과 근육의 크기를 키우기 위한 스위치라고 이해하시면 돼요. 근성장을 위해 이 스위치를 켜기 위해서는 그림에 보이는 것과 같이 리소좀에 연결된 mTOR, PA, Rheb 이 모두 제 역할을 해야 해요.

Rheb 은 평소에는 TSC2 라고 불리는 분자에 의해 활성이 억제되어 있어요. 운동을 통해 Erk 인산화효소가 활성화되면 TSC2가 Rheb 을 억제하는 능력을 차단해 자유로워진 Rheb 이 mTOR를 활성화할 수 있게 돼요. 결과적으로 단백질 합성을 위해서는 mTOR가 활성화되어야 하는데요. 저항성 운동을 하게 되면 근섬유 내 PA 수준이 높아지고 Erk 인산화효소가 촉진되어 Rheb 을 차단하고 있는 TSC2의 억제를 제거하게 돼요. 그렇게 되면 mTOR의 활성화가 자연스럽게 이루어지면서 단백질 합성과 근비대가 일어나게 돼요.

운동이 시작되자마자 수 초 이내로 PA와 Rheb의 수준이 증가하고, 수 분 이내로 mTOR가 활성화되기 시작해요. 이후 몇 시간 이내로 근단백질 합성이 이루어지는데 충분히 긴 시간 동안 근단백질 합성이 분해율을 초과해야 눈에 띄는 수준으로 근육이 성장하기 때문에 생각보다 근비대는 느린 과정이라고 볼 수 있어요. 또한 근단백질을 합성할 때 필수아미노산이 매우 중요하게 작용하기 때문에 평소에 단백질 섭취를 충분히 해야 저항성 운동을 통한 근성장과 근비대를 이룰 수 있어요.

하지만 근단백질 합성과 성장에 대한 기전은 아직까지 확실하게 정의되지 않았기 때문에 앞에서 설명한 내용은 간단하게만 이해하고 넘어가도 좋아요. 근성장 초반에는 근섬유 크기만 계속해서 증가하다가 초기 성장 이후에 근육 크기를 더욱 키우기 위해서 근육섬유 내부에 새로운 핵이 생겨나기 시작해요. 새로운 핵의 생성은 크기가 커진 근섬유와 추가적인 근육의 성장을 돕기 위해 발생해요.

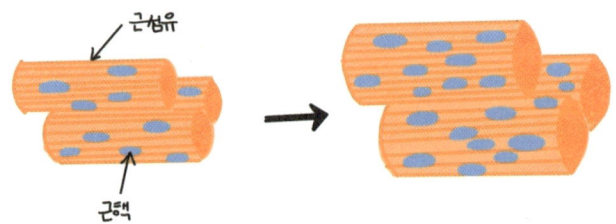

그림에서처럼 근성장이 이루어지면서 근육의 횡단 면적이 증가하고 근섬유 단백질의 크기가 커지는 변화를 지원하기 위해 추가로 근 핵이 생성되는 모습을 볼 수 있어요.

## 근수축 시 신경 자극 및 전달

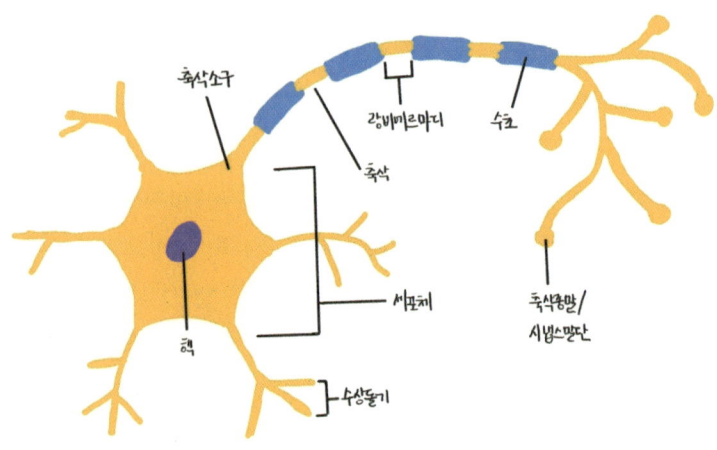

몸을 움직이라는 신호를 뇌에서 보내면 전기적 자극이 위 그림에 보이는 신경세포를 따라 내려가 근섬유나 우리 몸의 말단 기관에 전해져요. 수상돌기에서 신호를 전달받아 축삭종말/시냅스 말단 방향으로 자극을 전달해요. 전기적 신호가 전달되는 과정에 대해 자세히 알아볼게요.

신호전달이 없는 상태를 의미하는 안정 시에서 신경세포 세포막 내부는 칼륨($K^+$) 이온을 고농도로 가지고 있고 세포막 외부는 나트륨($Na^+$) 이온을 고농도로 가지고 있어요. 세포막 내부와 외부의 전위차는 -70mV(millivolts)로 세포 안쪽의 전하가 바깥쪽에 비해 음성을 띄기 때문에 칼륨 이온과 나트륨 이온 중 세포막을 더 쉽게 통과할 수 있는 칼륨 이온이 상대적으로 자유롭게 세포 안과 밖을 이동해요.

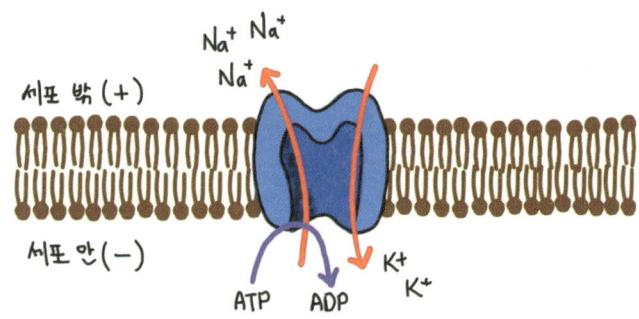

그림에서 보이는 것처럼 세포막에는 ATP 에너지로 사용해 움직이는 나트륨-칼륨-펌프가 있어서 칼륨 이온 2개가 세포막 안으로 들어올 때 나트륨 이온 3개가 세포막 밖으로 이동되며 세포막 내부와 외부의 전위차를 유지할 수 있도록 해요.

신경 신호가 전달되기 시작하고 반응이 일어나기 시작하는 역치 점(threshold)에 도달하면 세포막 외부에 있던 나트륨 이온이 나트륨 채널을 통해 세포 안으로 들어와요. 그 후 나트륨 채널은 닫히고 칼륨 채널이 열리면서 세포 내에서 밖으로 칼륨 이온이 이동해요. 칼륨 채널이 닫히고 칼륨 이온의 유출이 줄어들면서 세포는 다시 안정 시 상태로 돌아가요.

전위차를 보여주는 그래프를 보면 자극이 역치 점을 지나면서 세포막 밖에 있던 나트륨 이온이 세포 안쪽으로 들어오면서 나트륨 이온의 농도가 급격히 증가하는 것을 볼 수 있어요.

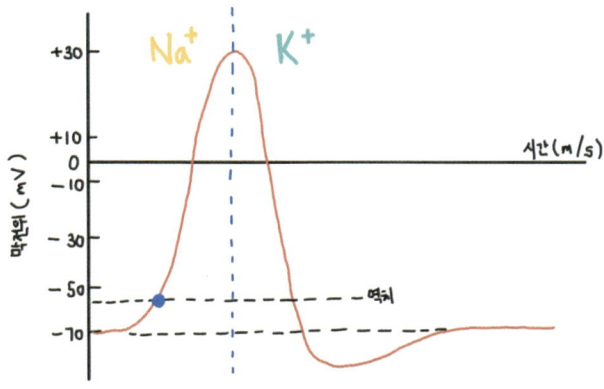

세포막 내부에 음전하를 띠는 단백질이 다량으로 존재하기 때문에 칼륨 이온이 일정 수준 유출되면 음전하를 띠는 세포 내부의 단백질들이 칼륨 이온의 추가적인 유출을 억제해요. 그렇게 되면 칼륨 이온이 세포막 밖으로 움직이는 이동량이 줄어들면서 세포막 내 외부의 전위차가 다시 안정 시 상태로 돌아가는 모습까지 설명할 수 있어요.

## 근 피로

많은 분들이 궁금해하는 근 피로의 주된 원인에 대해 이야기해볼게요. 보통 우리 몸의 에너지인 ATP가 가수분해되는 과정에서 떨어져 나온 수소이온($H^+$)이 체내에 쌓이게 되고 그로 인해 근육의 산성화가 일어나면서 근피로가 발생한다고 알고 계실 거예요. 물론 틀린 이야기는 아니에요. 수소이온의 축적이 피로의 원인 중 하나이기는 해요.

하지만 근피로가 나타나는 가장 큰 원인은 신경 자극이 근육에 전달될 때 칼슘이 근형질세망을 통과하고 나트륨-칼륨 펌프가 ATP를 에너지로 활용해 나트륨 이온과 칼륨 이온이 세포막을 넘나들 때 인산기(Pi)가 근형질세망 바깥쪽에 축적되기 시작하면서 유발돼요. 중추신경에서 발생하는 피로 또한 근 피로의 원인 중 하나예요. 이 외에도 근 피로를 유발하는 요인에는 여러가지가 있으며 심리적인 요인도 영향을 미쳐요.

### 요점 정리!

1. 모든 근력 운동이 무산소성 운동은 아니며 근력 운동 역시 운동의 강도와 지속시간에 따라 지배적으로 사용하는 에너지 대사 시스템이 달라진다.

2. Type I 지근 섬유는 미토콘드리아와 미오글로빈 함유량이 많아 혈액 공급이 수월하며 천천히 수축하기 때문에 쉽게 지치지 않는다. Type II 속근 섬유는 미토콘드리아와 미오글로빈의 함유량이 부족해 피로에 대한 저항이 낮지만 빠르고 강한 근육 수축이 필요한 운동에 매우 적합하다.

3. 정적운동에는 근육의 길이가 변하지 않는 등척성 수축이 있으며, 동적 운동에는 근육의 길이가 변하는 등장성 수축이 있다. 등장성 수축에는 근육의 길이가 짧아지며 수축하는 단축성 수축과 근육의 길이가 길어지면서 수축하는 신장성 수축이 있다.

4. 근성장은 운동으로 근육 단백질이 분해되는 비율보다 합성되는 비율이 더 높을 때 발생한다. 근비대의 과정은 매우 느린 과정이다.

5. 신경의 전달은 나트륨-칼륨 펌프의 전위차를 거스르며 이루어진다.

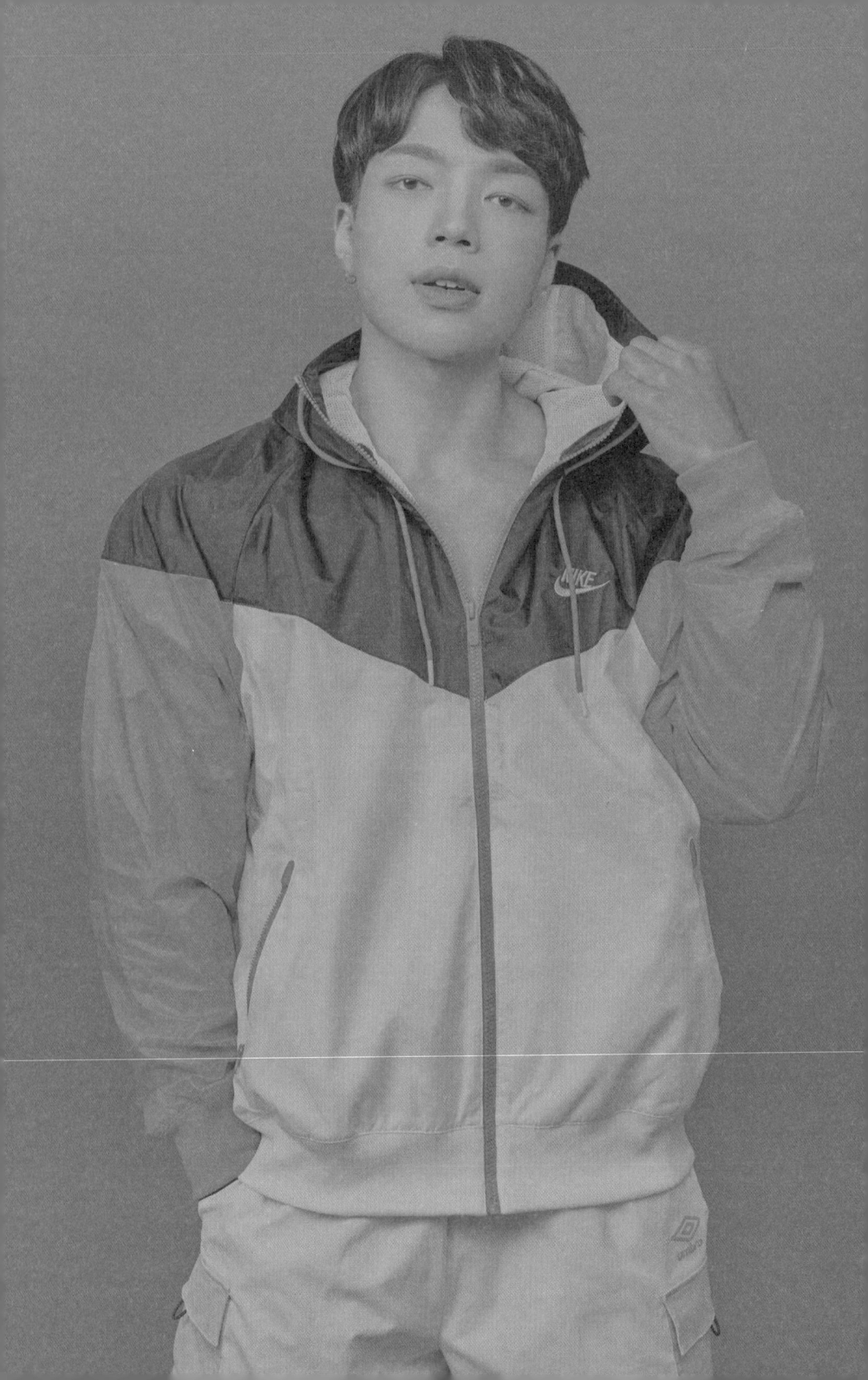

# 3장

## 운동 트레이닝
: 살 빠지는 운동 어떻게 해야 할까?

---

**6강**
### 지방을 태우는 가장 효과적인 운동 방법
지방 분해에 효과적인 운동 | 저강도 유산소 운동 | 공복 운동하면 피곤한 이유?

**7강**
### 유산소 먼저? 무산소 먼저? 다이어트를 위한 운동 순서
유산소성 운동을 먼저 하는 경우 | 저항성 운동을 먼저 하는 경우
유산소 운동하면 근 손실 난다?

---

# 6강

## 지방을 태우는 가장 효과적인 운동

다이어트나 근성장을 위해 운동하는 분들은 적어도 한 번쯤 운동 트레이닝 또는 운동 훈련에 대해 생각해 보셨을 거예요. 과연 살 빠지는 운동이 따로 있을까요?

지금까지 유산소성 운동과 무산소성 운동을 구분해 봤는데 그럼 다이어트를 위해서는 열심히 달려야 하는지 웨이트를 해야 하는지, 둘 다 해야 한다면 어떤 운동부터 해야 하는지 누가 정해줬으면 좋겠다고 느꼈을 거예요. 지방 분해에 대한 이해를 통해 지방을 태우는 효과적인 운동 방법과 다이어트를 위한 운동 순서를 결정할 때 생리학적으로 접근할 수 있어요.

## 지방 분해에 효과적인 운동

운동 이야기를 하기 전에 앞서 지금까지 봤던 에너지 시스템에 대한 정리가 한 번 더 필요한데요. 끊임없이 에너지가 있어야 하는 우리 몸은 지속적으로 ATP를 생산해내야 하는데 이 ATP를 생산하는 방식이 운동의 강도와 운동을 지속하는 시간에 따라 사용하는 에너지원의 종류와 비율이 달라지고 여기에는 크게 3가지 대사 시스템이 있었어요.

먼저 파워리프팅처럼 고강도 근육운동을 하거나 순간적으로 최대 속도를 내야 하는 고강도 스프린트를 할 때, 우리 몸은 무산소성 ATP-PCr 시스템 혹은 고에너지인산(phosphagen) 시스템을 통해 최대한 빠르게 동원할 수 있는 ATP를 에너지원으로 이용해 운동해요. ATP-PCr 시스템을 이용할 땐 저장된 소량의 에너지로 운동하기 때문에 지속시간은 최대 5초를 넘기기 어려워요.

그다음 단계로 포도당을 분해해 ATP를 만들어 내는 무산소성 해당과정이 지배적으로 작동하게 되는데요. 해당 시스템도 강도 높은 운동을 하는 대략 2분에서 3분 정도의 짧은 시간 동안 에너지를 생산해요.

마지막으로 운동 지속시간이 길어지고 운동강도가 낮아지면 지방을 주요 에너지원으로 사용하는 유산소성 산화 시스템이 활발하게 작동하기 시작해요.

보통 다이어트를 하고자 하시는 분들은 다른 것보다 체지방 감량을 원할 텐데요. 그럼 탄수화물을 에너지로 사용해야 할 게 아니라 정확히 지방을 태우는 것을 목표로 운동하는 게 좋겠죠. 탄수화물, 즉 체내에 저장된 글리코겐이나 글루코스 분해는 운동강도가 높아질수록 증가해요.

좌식 생활이 기본 생활방식이 된 현대사회에서는 많은 분들이 조금만 움직여도 쉽게 힘이 들고 체력이 떨어진 모습을 보이는데요. 그다지 강도 높은 운동을 하지 않았는데 금방 지치고 피곤하다면 본인의 대사 유연성이 낮아진 상태일 수 있어요. 대사 유연성이란 체내에서 에너지를 생산할 때 필요에 따라 탄수화물을 주된 에너지원으로 사용할 건지 지방을 주된 에너지원으로 사용할 건지 효율적으로 결정하는 능력이라고 이해하면 쉬워요.

대사 유연성이 감소한 분들의 경우 남들은 그다지 힘들이지 않고 할 수 있는 움직임에서 이미 탄수화물을 과하게 사용해버리게 돼요. 그럼 진짜 탄수화물을 에너지원으로 사용해야 할 때 제대로 에너지를 생산할 수 없게 되겠죠. 혈중 글루코스를 과하게 사용해버리면 체력과 면역력이 떨어질 수 있어요. 또한 포도당은 신경계와 뇌 기능에도 중요한 에너지원으로 사용되기 때문에 체내 탄수화물 수준을 유지하는 것은 매우 중요해요.

이렇게 여러 가지 이유를 봤을 때 지방을 에너지원으로 사용하는 것이 효과적이에요. 이쯤 되면 떠오르는 3가지 에너지 대사 시스템 중 하나가 있어요. 바로 유산소성 산화 시스템이에요. 유산소성 산화 시스템을 지배적으로 사용하는 운동 방법으로는 천천히 오래달리기가 있어요. 앞에서 탄수화물, 지방, 단백질이 분해되는 과정을 설명하면서 지방을 분해하는 과정이 탄수화물에 비해서 굉장히 오래 걸린다고 했는데요. 천천히 오래달리기를 통해서 더 강도 높은 운동을 위한 기초체력도 기를 수 있어요.

## 저강도 유산소 운동

천천히 오래 달리는 운동방식을 저강도 유산소라고 하는데요. 최대 속도로 뛰고 숨을 고르면서 잠시 휴식 시간을 가졌다가 다시 뛰는 인터벌 방식과 같은 고강도 유산소 운동과 비교했을 때 산책하는 속도로 느리지만 꾸준히 달리는 저강도 유산소 운동이 과연 살을 빼는 데 도움이 될지 궁금하신 분들이 많으실 거예요.

물론 두 운동의 지속시간이 같다고 가정하면 고강도 유산소가 살을 빼는데 정말 좋은 운동이 될 수 있어요. 하지만, 달리기 같은 유산소성 운동을 해보면 아시겠지만, 숨이 차도록 달리는 고강도 운동은 오랫동안 지속하기가 어려워요. 빠르게 달리는 방식으로는 3분을 지속하기도 쉽지 않아요. 금방 지치기 때문인데요. 실제로 에너지 대사를 분석한 연구에 따르면 체내 유리지방산을 지배적으로 가장 많이 태우는 운동 강도는 최대산소섭취량의 25% 정도 구간이었어요. 여기서도 에너지 대사에 대한 이해가 필요해요.

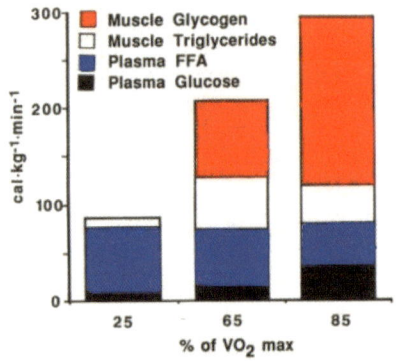

Fig. 8. Maximal contribution to energy expenditure derived from glucose and FFA taken up from blood and minimal contribution of muscle triglyceride and glycogen stores after 30 min of exercise, expressed as function of exercise intensity. Total amount of calories (cal) available from plasma does not change in relation to exercise intensity.

그래프를 보면 파란색으로 표시된 바가 운동강도에 따른 지방산의 분해율을 보여주는데요. 최대산소섭취량의 65% 강도와 85% 강도에서 운동할 때는 근 글리코겐과 혈장 글루코스 즉, 탄수화물이 더 많이 사용되는 것을 볼 수 있어요.

## 개인의 능력에 맞는 강도의 운동이 중요한 이유

단시간에 고강도 운동을 할 때 필요한 에너지를 공급하는 ATP-PCr 시스템에서 PCr이 크레아틴(creatine)과 무기 인산기(Pi)로 분해가 되면서 에너지를 만드는데 ATP는 몸에서 에너지가 요구되는 한 다른 에너지 시스템에 의해서 생성은 되지만 PCr이 고갈되면 빠른 ATP 생성 능력이 저하돼요. 운동 초반에 페이스 조절이 잘되지 않으면 사용가능한 ATP와 PCr의 고갈이 빠르게 일어날 수 있어서 에너지를 효율적으로 사용하기 위해서 운동강도를 조절해야 할 필요가 있어요.

탄수화물을 에너지원으로 사용하는 해당 시스템, 기억나실 거예요. 근 글리코겐이나 혈액 글루코스를 분해해서 에너지를 만들어 내는데 해당 시스템 또한 운동강도와 근육 글리코겐 및 혈액 글루코스 감소 사이에 상관관계가 있어요. 해당과정 시스템 막바지에 피루브산염이 반응물로 나오는데 무산소적 분해가 일어날 때 피루브산염이 젖산염으로 전환되며 이때 수소이온($H^+$)을 함께 방출해요.

체내 젖산염 생성이 근육에 피로를 유발한다고 대중적으로 알려져 있는데요. 사실 젖산염 생성과 근육 피로 사이의 관계는 피로의 원인과 결과 관계가 아니에요. 그동안 대중적으로 전달하기 쉽고 간단하게 설명하려고 하다 보니 젖산과 피로가 원인과 결과처럼 잘못 정의된 부분이 있어요. 이렇게 젖산염은 피로물질이 아니라 해당과정을 통해 생성된 뒤 다시 운동 에너지를 재생산하기 위한 재료로 사용될 수 있는 물질이에요. 그럼 어떻게 한번 생성된 젖산염이 다시 에너지로 만들어질 수 있는지 볼게요.

먼저 근육에서 탄수화물 즉, 글루코스 또는 글리코겐이 무산소성 해당과정을 통해 젖산염 2분자가 생성하게 되면 젖산염이 혈액을 타고 간으로 이동해요. 간에 도착한 젖산염은 포도당을 재생산하는 신생당합성을 통해 글루코스로 전환돼요. 글루코스로 전환된 후 다시 혈액을 타고 골격근으로 돌아가면서 코리(Cori) 회로가 마무리돼요.

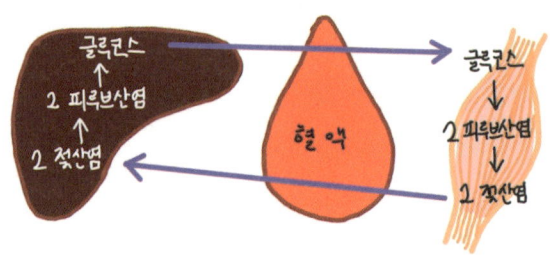

각 전환 과정을 단계별로 알아보도록 할게요. 근육에서 혈액을 타고 간으로 들어온 젖산염은 LDH(젖산염 탈수소효소)에 의해 피루브산염으로 전환돼요. 피루브산염이 글루코스로 전환되는 과정에서 세 분자의 ATP가 있어야 해요. 피루브산염 2분자를 글루코스로 전환해야 하기 때문에 총 여섯 분자의 ATP가 필요한 셈이에요.

코리 회로에 대한 이해를 바탕으로 내 몸에 맞는 저강도 운동을 하면 나타나는 여러 가지 효과를 이해할 수 있어요. 저강도 운동을 하면 간으로 가는 혈류량이 증가하고 간에서 일어나는 포도당 신생당 합성이 늘어나면서 글루코스 생산이 잘 이루어져요. 글루코스 생성이 너무 많이 이루어지면 안 좋을 수도 있다고 생각할 텐데요. 글루코스는 우리 몸에서 ATP를 만들어 낼 때도 사용되고 중성지방에서 떨어져 나온 글리세롤이 사용될 때도 쓰이고 신경계의 연료로도 이용되기 때문에 혈류 내에 남게 되는 글루코스 농도는 일반적인 대사 상태라면 낮은 수준으로 유지된다고 보면 돼요.

## 저강도 운동 어떻게 해야 효과 있나?

저강도 운동이 지방을 주요 에너지원으로 사용한다는 건 이제 알겠는데 어떻게 얼마만큼의 시간 동안 해야 하는 건지 궁금하실 거예요. 먼저 개인 맞춤형 저강도 유산소성 운동영역을 설정해 주셔야 해요. 보통 대중적으로 알려진 유산소 속도 공식인 '220-만 나이'를 통해 목표 심박수를 설정하게 되면 운동이 중, 고강도 대 유산소 영역이 되기 때문에 우리 몸이 지방을 태우기까지 운동을 지속하기가 어려워요. 앞에서 나왔던 운동강도에 따른 지방 사용률을 보여줬던 그래프에서 낮은 강도의 운동을 지속했을 때 지배적으로 지방 산화의 양이 높았는데요.

저강도 유산소성 운동을 위해 추천하는 공식은 먼저 '208-(0.7*만 나이)'로 최대심박수를 구한 후 그 최대심박수에 0.5와 0.6을 각각 곱해 나에게 맞는 저강도 운동 구간을 설정하는 방법이에요.

**심박수로 저강도 운동 영역대 찾기**

1. 208 − (0.7 × 만 나이) = 최대심박수

2. 최대심박수 × 0.5 ∼ ⓧ
   최대심박수 × 0.6 ∼ ⓨ

   ⓧ < 저강도 구간 < ⓨ

번거롭더라도 저강도 구간 설정을 먼저 해야 효과적인 운동이 가능하니 꼭 계산한 후에 운동하는 것을 추천해요. 사실 심박수를 기준으로 설정하는 개인의 저강도 운동 구간은 그렇게 좋은 지표는 아니에요. 왜냐하면 개인의 신체적 능력이 모두 다를 텐데 만 나이를 통해 구하는 공식을 사용하면 나이가 같은 사람은 모두 같은 유산소성 운동 구간을 가졌다는 뜻이 되기 때문이에요. 가장 정확하고 민감한 지표를 위해서는 개인의 혈중 젖산염 측정을 통해서 맞춤형 개인 저강도 운동 구간 설정이 이루어지는 게 좋지만, 이 측정 평가는 운동생리학 연구실에서나 가능하므로 일상생활에서는 위의 공식을 활용해 저강도 유산소성 운동 구간을 설정해서 운동을 시작해보세요.

운동 구간을 설정해보면 심박수가 평상시 생활할 때 심박수와 크게 다르지 않은 것을 느낄 거예요. 저강도 유산소성 운동은 거의 산책하는 속도에서 달리는 동작만 취하면서 가볍게 뛰어 주면 돼요. 꼭 달리는 것처럼 팔을 가볍게 몸통 옆에서 흔들어 주면서 해야 하는 이유는 걸을 때처럼 팔을 늘어트리고 걷는 것보다 달리는 자세를 취한 상태에서 가볍게 조깅을 할 때 우리 몸이 더 많은 산소를 받아들이게 되기 때문이에요. 산소섭취량이 늘어나면 자연스럽게 체력도 좋아지게 돼요.

과학적으로 효과가 입증된 저강도 유산소성 회복 운동 방법은 한번 운동할 때 60분씩 일주일에 2번, 4주 동안 총 8번을 했을 때 몸속에서 에너지를 재합성하는 능력인 회복 운동 능력이 좋아진 것을 확인했어요. 이때 저강도 구간을 지키면서 중간에 걷지 않고 처음부터 끝까지 일정한 속도로 가볍게 뛰는 것을 목표로 해보세요. 물론 처음부터 바로 한 시간을 채우려고 하면 부담스럽게 느껴질 거예요. 적응 기간을 두고 40분, 50분 이런 식으로 점차 시간을 늘려 가는 것을 추천해요.

## 공복 운동하면 피곤한 이유?

아침 일찍 공복 운동 후 종일 피곤했던 경험이 모두 있을 거예요. 공복 운동이 지방을 더 잘 태운다는 얘기를 듣고 운동을 했는데 너무 피곤한 바람에 뭔가 잘못된 건가 생각해 본 적 있을 텐데요. 운동강도 설정이 잘 안 돼서 피곤했던 거예요.

아침에 눈을 뜨면 체내 탄수화물은 고갈된 상태예요. 신체는 잠을 자는 동안에도 계속 에너지를 사용하기 때문인데요. 그럼 그 상태로 운동하러 가서 열심히 운동하게 되면 우리 몸에서는 어떤 일이 일어날까요?

여기까지 이 책을 읽어왔기 때문에 운동 강도가 높아지면 우리 몸이 어떤 에너지 대사 시스템을 지배적으로 사용하는지 잘 생각해 보면 답이 나와요. 보통 아침에 공복인 상태에서 운동을 하는 가장 큰 이유는 체지방을 태우기 위해서인 분들이 많을 텐데 운동 강도가 너무 높으면 지방이 타는 대신 단백질 대사가 이루어져요.

이미 탄수화물이 부족한 상태이기 때문에 체내에 저장된 단백질을 분해해서 사용하게 되는 거죠. 맨 앞에서 에너지원에 대해 배울 때 단백질이 분해되면서 암모니아를 생성해 낸다는 내용이 있었어요. 암모니아는 우리 몸에서 빨리 내보내야 하는 독소라고 인지하기 때문에 간은 독성물질이라고 간주 된 암모니아를 처리하기 위해 또 열심히 일하게 돼요. 하루가 당연히 피곤해지게 되겠죠. 그래서 지방 대사를 위한 아침 공복 운동 시에는 위에 말씀드렸던 방식으로 저강도 유산소성 운동을 한 시간 정도 해주시는 것이 좋아요. 만약 아침에만 운동할 수 있어 어느 정도 강도 높은 운동을 해야 하는 분들은 몸에서 빠르게 흡수할 수 있는 과일 주스 같은 액상과당을 운동 전에 섭취해 주신 후 운동하시는 것을 추천해요. 운동 중 휴식 시간마다 수분 섭취도 꼭 해주세요.

지방을 지배적으로 태울 수 있는 운동 방법들에 대해서 한번 생각해 보면서 앞장에서 배웠던 에너지 대사와 그에 대한 생리학적 기전들을 조금씩 적용해 보세요. 또 지금 당장 기억에 많이 안 남는다고 외우려 하지 말고 여러 번 반복해서 읽어보는 것이 좋아요.

## 요점 정리!

1. 지방을 지배적으로 사용하는 에너지 대사 시스템은 유산소성 산화 시스템이다.
2. 걷는 속도에서 달리는 동작을 취하며 저강도 유산소성 운동을 해주면 개인의 회복 운동 능력이 향상된다.
3. 지방을 최대한 많이 태우려면 1시간 이상 운동을 지속해주는 것이 좋다.
4. 아침 공복 상태에서 강도 높은 운동을 할 계획이라면 체내 흡수가 빠른 과일주스나 액상과당을 섭취해 주는 것이 좋다.

# 7강

## 유산소 먼저? 무산소 먼저? 다이어트를 위한 운동 순서

많은 분들이 궁금해하는 운동 트레이닝의 순서에 관해 이야기해 보려고 해요. 다이어트를 위해서는 유산소성 지구력 운동을 열심히 해야 할까요? 아니면 그 시간에 웨이트를 해야 할까요? 둘 다 해야 한다면 어떤 순서로 해야 할까요? 과연 다이어트와 근성장을 목표로 할 때 운동 순서가 중요한지 알아볼게요.

운동은 크게 지구력 운동과 저항성 운동으로 구분되어 신체적 발달을 하고자 할 때 개인의 목적에 맞는 운동을 할 텐데요. 두 운동방식 모두 각각의 장점이 있어요. 대사 기능의 효율이 떨어지면 크게 힘이 들지 않는 활동을 할 때부터 이미 탄수화물을 과하게 사용해 체내 탄수화물 고갈이 빠르게 이루어질 수 있어요. 일상생활에서 탄수화물을 너무 많이 급하게 사용하게 되면 금방 지치고 피곤해서 체력이 떨어졌다는 말을 자주 하게 되는데요. 이런 경우 유산소성 지구력 운동을 꾸준히 하면 심혈관계가 건강해지고 에너지 대사의 효율 특히 지방 사용에 대한 신체 대응력이 높아져요.

저항성 운동은 골격근 계에 강한 자극을 줌으로써 근육의 크기, 힘, 지구력, 파워 등을 증가시켜요. 주로 유산소성 운동과 저항성 운동 모두를 트레이닝 프로그램에 포함할 것을 추천하는데요. 그 이유는 건강을 위협하는 위험이나 불편한 증상을 개선하기 위해서 운동을 하는 것이 아니라 일상생활을 더욱 수월하고 안전하게 하기 위해 운동을 하는 경우가 많기 때문이에요.

그렇다면 어떻게 유산소성 운동과 저항성 운동을 잘 조합해서 해야 두 가지 서로 다른 운동방식의 장점을 충분히 얻을 수 있을지에 관해 이야기해 볼게요.

또 근육의 크기를 키우기 위해 운동하는 분들 중 유산소성 운동이 근비대에 방해가 될까 싶어 따로 하지 않는 분들을 위해 알려진 내용이 실제로 사실인지 설명해 드릴게요.

먼저 유산소성 운동과 저항성 운동을 조합하는 예시를 한 번 들어봤어요. 유산소성 운동과 저항성 운동을 같이 할 수 있지만, 순서나 방식을 조금 다르게 할 수 있어요. 간단하게 세 가지로 나눠봤는데요.

첫 번째, 하루 한 번 운동 할 때,
유산소성 운동과 저항성 운동을 모두 하는 방법

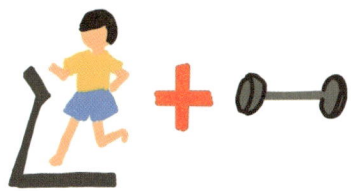

두 번째, 하루에 두 번 운동하는 방법으로
오전에 유산소성 운동을 하고 오후에 저항성 운동을 하는 방법

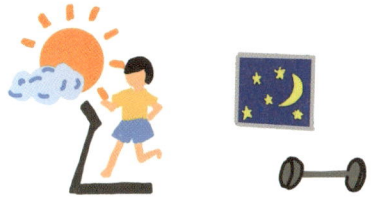

세 번째, 격일로 간격을 두고 운동하는 방법으로
월요일에 저항성 운동을 했다면 화요일에 유산소성 운동을 하는 방법

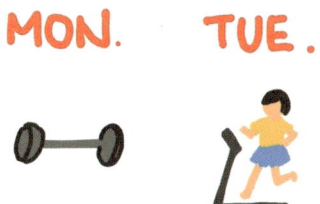

유산소성 운동과 저항성 운동을 함께 하는 경우는 심폐지구력과 근력을 동시에 키우려는 목적에서 이루어지는데요. 이런 트레이닝 방식은 주로 유산소성 능력과 무산소성 능력을 모두 필요로 하는 스포츠 선수들이 많이 사용해요. 하지만 스포츠 선수라면 이 방식을 사용하려고 할 때 선수 본인 혹은 코치는 트레이닝의 목적을 바탕으로 주의를 기울여 훈련을 구성해야 해요. 고강도 지구력 훈련과 저항성 훈련을 함께 했을 때 근력과 파워의 향상이 더디게 이루어졌기 때문인데요. 특히 거의 매일같이 운동하는 선수들의 경우엔 충분한 회복 시간을 갖기가 어렵기 때문에 운동의 강도와 볼륨 설정에 대해 조금 더 고려해야 해요.

하지만 일반인의 경우 유산소성 운동과 저항성 운동을 같이 하는 것이 큰 문제가 되지 않아요. 어르신들의 경우에는 오히려 두 가지 운동을 함께 구성하는 것이 기능적인 능력과 건강을 모두 챙길 수 있는 효과적인 방법이라고 알려져 있어요. 65세 이상 장년층을 대상으로 한 연구에서 유산소성 운동과 근력 운동을 따로 수행했을 때와 함께 수행했을 때 모두에서 심폐기능과 근력이 향상되는 것을 확인했어요.

그럼 이제 유산소성 운동을 먼저 하는 것이 좋을지, 근력 운동을 먼저 하는 것이 좋을지, 운동 순서에 대해 알아보도록 할게요. 운동 순서가 중요하게 여겨지는 이유는 먼저 수행한 운동을 통해 피로가 쌓이게 되면 그다음에 수행할 운동에 방해가 되어 전체적인 훈련의 질이나 효과가 감소할 수도 있기 때문이에요. 지금까지는 어떤 운동을 먼저 수행해야 하는지에 대한 정해진 합의는 없어요. 운동 순서는 프로그램의 우선순위에 따라, 개인의 운동 목적에 따라 더 큰 효율을 가져올 수 있는 방식으로 구성해야 해요.

## 유산소성 운동을 먼저 하는 경우

2005년에 발표된 연구에 따르면 근력 운동 전에 유산소성 운동을 먼저 했을 때 러닝 퍼포먼스와 최대 산소 섭취량($VO_2max$)이 향상되는 것을 확인했어요. 물론 근력 운동을 먼저 한 그룹의 최대 산소 섭취량도 증가했지만, 유산소성 운동을 먼저 수행한 그룹의 $VO_2max$ 증가율이 더 크게 나타났어요.

또 다른 연구에서도 유산소성 운동으로 최대 산소 섭취량의 70% 강도로 25분 동안 운동을 하고 근력 운동으로 1RM 70% 강도로 8가지 동작을 각 10회, 총 3세트씩 진행했을 때, 유산소성 운동을 먼저 수행한 그룹이 운동 후 초과 산소 소모량(EPOC)을 효과적으로 증가시켰다고 발표했어요. 초과 산소 소모량이란 명칭 그대로 운동 후에 들여 마시는 산소량으로써 운동 중에 결핍되었던 산소를 보충해주는 구간이에요. 보충하는 도중에도 에너지 소모가 이루어지기 때문에 운동이 끝나고도 에너지 연소가 가능하다는 장점이 있어요.

2008년에 발표된 유산소성 운동 관련 연구에서는 "cardio acceleration"이라는 프로토콜을 적용했는데요. 이 프로토콜은 1RM의 50~65% 강도로 저항성 운동을 하기 바로 직전에 1분 정도 심박수의 60~84% 강도로 달리기를 하는 방식이에요. 근력 운동을 시작하기 직전 먼저 유산소성 운동을 통해 심박수를 증가시켜서 근력 운동을 할 때 사용하는 근육 부위로 더 많은 혈액이 흐를 수 있도록 함으로써 근력 운동 후 발생할 수 있는 근육 통증을 줄이는 긍정적인 결과를 가져왔다고 설명했어요.

## 저항성 운동을 먼저 하는 경우

사실 유산소성 운동을 먼저 하는 것에 대한 문제점은 유산소 운동강도를 너무 높게 잡았을 때 운동 수행 후 오는 피로에 의해서 뒤이어 수행할 근력 및 저항성 운동에 온전히 집중할 수 없어서 근력 강화가 방해받을 수 있다는 사실이 가장 커요. 만약 운동하는 목적이 근성장이나 근비대라면 더 나은 호르몬 반응을 위해 저항성 운동만 하는 방법이 있고 유산소성 운동과 저항성 운동을 함께 구성하고 싶은 경우에는 저항성 운동을 먼저 하는 방법이 있어요.

근 비대와 근 성장, 근력 강화를 목적으로 운동을 하는 분들은 유산소성 운동보다 저항성 운동을 먼저 하는 것을 추천해요. 특별히 근력과 파워를 향상하도록 해야 하는 운동선수를 위한 운동 프로그램을 구성할 때는 지구력 운동 세션 전에 근력 및 저항성 운동 세션을 배정하는 것이 도움이 돼요.

만약 두 가지 운동을 한 번에 할 수 있는 시간적, 상황적 여유가 안 된다면 두 세션 사이에 최소 6시간 이상의 휴식 시간을 두어 충분한 회복을 유도하는 방법으로 프로그램을 구성했을 때 근력 및 파워 그리고 유산소성 능력까지 함께 향상됐다는 연구 결과가 있어요.

실제로 저항성 운동은 장년층과 여성의 유산소성 파워 향상에도 굉장히 효과적인데요. 장년층을 대상으로 유·무산소성 운동 효과를 확인한 여러 연구에서 유산소성, 저항성 운동 순서에 상관없이 운동 후 최대 산소 소비량과 근력이 모두 증가하는 결과를 보였어요. 하지만 특히 저항성 운동을 먼저 시행한 그룹에서 더 나은 결과가 나왔어요. 일반적으로 노화로 인한 근육량, 근력 감소는 최대 산소 섭취량과 같은 심폐 능력을 보여주는 지표의 감소로도 이어지기 때문에 중, 장년층에게 저항성 운동은 꼭 필요한 부분이에요.

저항성 운동을 유산소성 운동보다 먼저 수행하는 것은 대사 작용에 긍정적인 영향을 줄 수 있어요. 선행 연구를 통해 밝혀진 바에 따르면 저항성 운동을 유산소성 운동 전에 미리 수행하게 되면 체내 유리지방산, 글리세롤, 성장호르몬의 농도가 높아지면서 이후 유산소성 운동을 시작할 때 체내 지방을 더 많이 태우게 된다는 사실이에요. 여기에는 여러 가지 호르몬의 작용이 있지만, 호르몬에 관한 내용은 다음 장에서 자세하게 다뤄보도록 할게요.

## 유산소 운동하면 근 손실 난다?

근육 비대, 근육 성장을 목적으로 운동하시는 분 중 유산소성 지구력 운동을 하면 근육이 빠질 것을 걱정해 유산소 운동을 안 하시는 분들이 계세요. 정말 유산소 운동하면 근육 크기를 키우기가 어려울까요? 근 손실이 일어날까요? 결론부터 말씀드리면 아닙니다. 그 이유는 지구력 운동과 저항성 운동이 주는 신호를 인지하는 조절 단백질이 다르기 때문인데요. 조절 단백질이란 운동 후 적절한 효과를 만들어 낼 수 있도록 올바른 반응 신호를 보내는 센서 역할을 하는 단백질을 말해요.

지구력 운동이 주는 효과는 미토콘드리아의 수가 증가함으로써 세포가 더 많은 산소를 공급받을 수 있고 효율적인 에너지 사용 또한 증가한다는 점이에요. 4강에서 유산소성 운동의 생리학적 효과에 관해 이야기할 때 배운 내용이에요. 지구력 운동을 하게 되면 AMPK라는 조절 단백질이 미토콘드리아 유전자가 형성되도록 유도하고 그로 인해 미토콘드리아 수가 증가하게 돼요. 미토콘드리아 밀도가 높아지는 거예요. AMPK는 adenosine 5' monophosphate-activated protein kinase라고 불리는 세포 내부에서 에너지 조절 센서 역할을 하는 효소에요.

저항성 운동은 mTOR(라파마이신 표적 단백질)를 통해 세포 내부의 리보솜 밀도를 조절해요. mTOR 신호체계는 근비대와 관련이 있어요. 5강에서 근력 운동의 생리학적 효과에 대해 배울 때 mTOR에 대한 설명이 있었어요. mTOR가 활성화되면 근단백질 합성과 근 비대에 대한 신호가 커지며 단백질 합성이 일어나게 돼요.

지구력 운동
AMPK ↑↑ ——→ 미토콘드리아 증가

저항성 운동
mTOR ↑↑ ——→ 리보좀 밀도 증가
　　　　　　　　근비대·근성장

과거에는 지구력 운동과 근력 운동을 같이 할 때 AMPK의 미토콘드리아 유전자 발현 신호가 mTOR의 근단백질 합성 신호를 방해한다고 알려져 있었기 때문에 근 비대를 위해서 운동을 하는 동안에는 유산소 운동을 하지 말아야 한다는 주장이 있었어요. 하지만 앞에서 말씀드렸던 것처럼 지구력 운동을 통한 AMPK 활성화와 저항성 운동을 통한 mTOR 활성화는 서로 간섭되지 않아요. 어떤 운동을 먼저 하는지에 따라 강하게 또는 약하게 작용하는 신호가 있을 뿐이에요. 예를 들어, 지구력 운동을 먼저 하고 저항성 운동을 했을 때 미토콘드리아 증가에 대한 신호가 높아지는 것을 확인했어요. 또 저항성 운동을 하고 난 후 지구력 운동을 했을 때 근단백질 합성 신호를 주는 mTOR 활성화는 약해지지 않았어요.

유산소성 운동, 무산소성 운동을 수행함으로써 얻을 수 있는 효과는 각각 달라요. 유산소성 운동의 경우 최대유산소성 파워, 심폐지구력 등 심혈관계 건강에 도움이 돼요. 유산소성 운동을 강도 있게 수행하고 난 뒤 근력 운동을 하면 피로로 인해 저항성 운동을 통한 근력 향상에 방해가 될 수 있어요. 하지만 충분한 휴식 시간을 사이에 두고 두 가지 운동을 수행하면 운동 순서는 크게 문제가 되지 않아요.

저항성 운동은 근력, 파워, 근육의 크기를 키우는 데 도움이 돼요. 저항성 운동을 강도 있게 하면 에너지를 많이 소모할 수 있고 저항성 운동을 한 뒤에 유산소성 운동을 해줌으로써 신진대사를 활발히 하고 지방을 에너지원으로 더 많이 사용해 체지방 감량에 도움을 줄 수 있어요. 따라서 운동은 유산소성, 무산소성 할 것 없이 운동 강도와 운동 지속시간, 빈도수 그리고 휴식 시간에 따라 효과가 달라질 수 있어요.

미국대학스포츠의학회 ACSM 가이드를 바탕으로 설명을 해보도록 할게요. 신체 건강한 성인이 다이어트나 체중 감량을 목표로 운동한다고 가정했을 때, 중강도 이상의 웨이트 트레이닝과 같은 근력 운동을 먼저 해주시고 역시 중강도 정도로 러닝 머신이나 사이클과 같은 유산소를 해주시면 조금 더 효과적인 체중 감량이 가능해요. 여기서 중강도는 유산소성 운동의 경우 최대 산소 섭취량의 60~70% 정도로 30분 이상 타 주시는 것이 바람직하고 저항성 운동의 경우 1RM의 60~80%의 강도로 반복 횟수가 8-12번 정도 되도록 유지하면서 3~4세트 수행해 주시는 것을 추천해 드려요. 세트 사이 휴식 시간은 1~2분 정도가 적당하고 하나의 관절만 사용하는 단 관절 운동과 한 가지 이상의 관절을 사용하는 다관절 운동 그리고 기구를 사용한 운동 등을 포함해 6가지에서 10가지 정도로 구성해주면 효과적인 운동 프로그램 설정이 가능할 거예요.

적절한 유산소성 운동은 심폐기능과 대사 기능에 도움이 되고 근력 운동은 근골격계의 건강과 파워, 지구력에 도움이 돼요. 지구력 운동과 저항성 운동이 각각 우리 몸 안에서 어떤 반응을 나타내는지 이제 이해하게 됐으니 특정 운동방식에 대한 거부감도 사라졌을 거라고 생각해요. 내가 설정한 운동 목표에 맞게 운동강도, 빈도, 시간 그리고 순서를 잘 고려해서 프로그램을 구성한다면 근 손실 걱정 없이 효과적으로 운동하실 수 있어요. 운동 편식하지 말고 다양한 운동을 직접 경험해 보면서 내 스타일에 맞는 운동은 무엇인지 찾아보는 것도 오랫동안 흥미 잃지 않고 장기간 운동하는 방법이 될 수 있어요.

### 요점 정리!

1. 심폐기능과 러닝 퍼포먼스 증가를 목적으로 할 때 유산소성 지구력 운동을 먼저 하는 것이 좋다.
2. 근력 향상이나 근비대, 근성장을 목적으로 할 때 저항성 근력 운동을 유산소성 운동 전에 하는 것이 좋다.
3. 스포츠 선수라면 운동 사이 충분한 휴식 시간을 두는 것이 회복을 위해 중요하며 일상생활에서의 건강을 위해 운동하는 일반인의 경우 운동 순서는 크게 중요하지 않다.
4. 지구력 운동과 저항성 운동이 주는 신호를 인지하는 조절 단백질이 달라서 두 가지 운동을 같이해도 근비대, 근성장에 방해가 되지 않는다. 다만 먼저 하는 운동의 운동강도가 조절되지 않을 때 이후에 하는 운동에 온전히 집중하기 어려울 수 있다.
5. 운동 순서보다 운동 강도와 운동 지속시간, 빈도 그리고 휴식 시간에 따라 효과가 달라진다.
6. 다이어트를 목적으로 운동하면 중강도 이상의 저항성 운동으로 탄수화물을 에너지원으로 충분히 사용한 뒤 유산소성 운동을 하는 방식으로 체지방 감량을 유도할 수 있다.

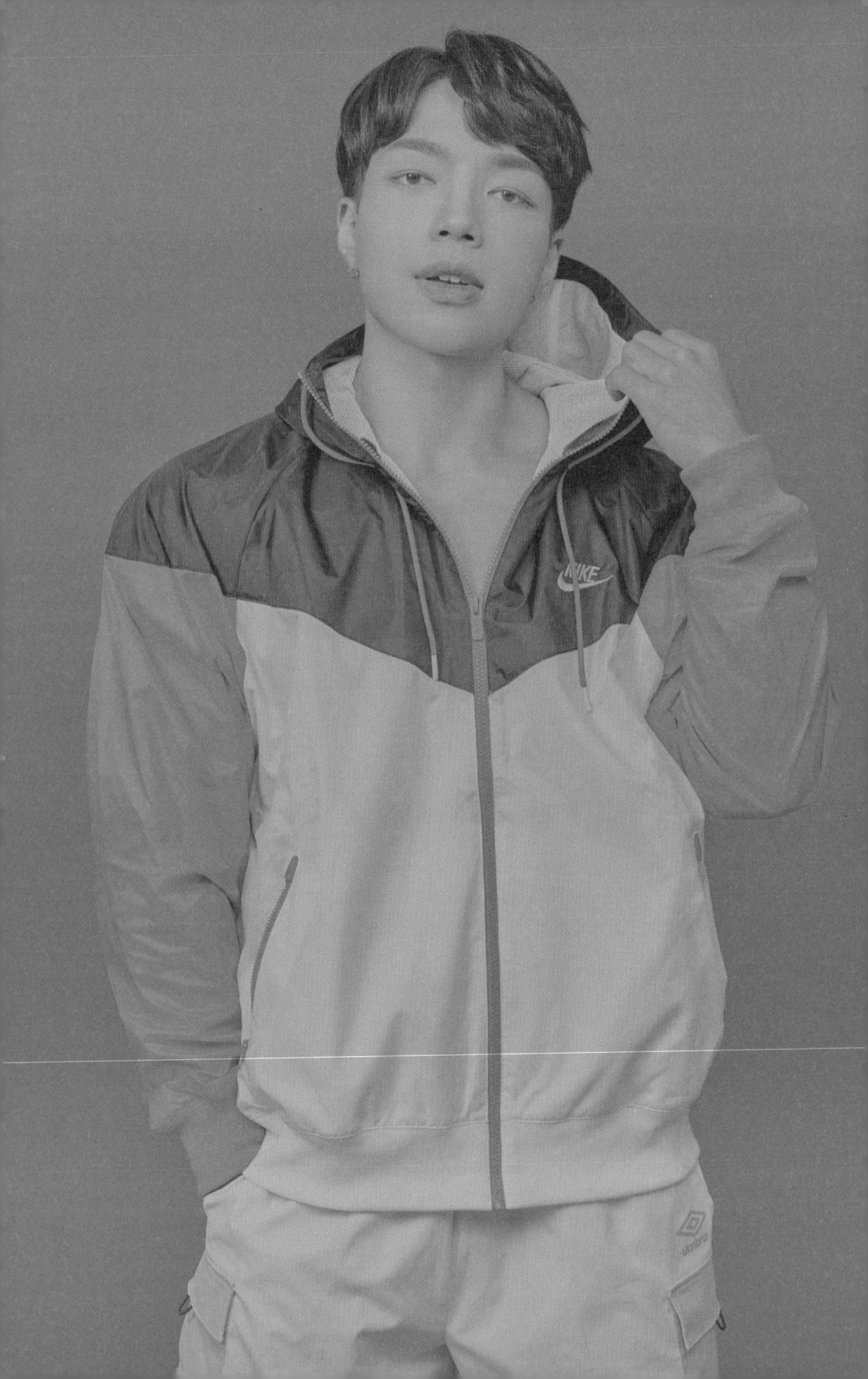

# 4장

# 운동과 호르몬 조절
## : 호르몬과 다이어트

### 8강
### 내분비계와 호르몬: 개요 및 항상성
내분비계에 대한 이해 | 호르몬의 작용 | 호르몬 개요

### 9강
### 운동과 관련 있는 호르몬, 무엇이 있을까?
대사 조절에 관련된 호르몬 | 성장호르몬(Growth Hormone) | 코르티솔(Cortisol) | 인슐린과 글루카곤(Insulin and Glucagon)

### 10강
### 호르몬과 탄수화물 대사, 지방 대사의 관계
운동하는 동안의 탄수화물 대사와 조절 | 운동하는 동안의 지방 대사와 조절

# 8강

## 내분비계와 호르몬
## : 개요 및 항상성

운동에 관해 이야기할 때 호르몬을 빼놓을 수는 없는데요. 우리가 운동을 시작하는 순간부터 안정화되어 있던 상태에서 벗어나는 것이기 때문에 신체는 여러 가지 생리적인 조정을 해야 하는 단계로 진입해요. 단순한 것부터 생각하면 일단 더 많은 에너지가 요구되어 에너지 생산의 속도를 높여야 하고 몸속에 쌓이기 시작하는 노폐물 또는 생성물을 만들면서 이차적으로 생기는 부산물들을 제거해야 해요.

심혈관계, 호흡기계, 신경계 등 모든 계통이 각자의 맡은 일을 수행하면서 우리 몸의 항상성(homeostasis) 유지를 위해 반응해요. 이번 장에서 집중적으로 알아볼 부분은 내분비계예요. 내분비계는 체내 환경을 지속적으로 관찰하면서 항상성에 큰 변화가 일어나지 않도록 조절해주는 계통이에요. 그럼 계속해서 언급되고 있는 '항상성'은 무엇일까요? 항상성이란 영어로 homeostasis, 즉, 같다는 의미의 'homeo'와 그대로 유지한다는 의미의 'stasis'의 합성어라고 보시면 돼요. 그럼 연결해서 '같게 그대로 유지한다'라는 뜻이 되겠죠. 우리 몸에서 항상성 유지란 체온, 혈압, 체액, 혈당 등 생명 유지를 위한 최적의 상태 또는 안정된 상태를 유지하려는 경향을 의미해요. 반대로 환경의 변화로 깨진 평형 상태를 원래대로 되돌리는 성질도 항상성이라고 해요.

## 내분비계에 대한 이해

인체가 안정 시에서 운동하는 상태로 바뀌게 되면 에너지를 더 많이 생산하기 위해 대사 속도를 증가시키기 시작해요. 앞에서 배웠던 신경계의 자극은 빠르고 일시적으로 한 부위에 집중적으로 영향을 미치는 것에 반해 내분비계는 신경계보다 훨씬 느리게 반응하지만, 훨씬 오랫동안 영향을 미쳐요.

내분비계에는 호르몬을 분비하도록 하는 조직들과 직접적으로 호르몬을 분비해 화학적 신호를 내보내는 선 또는 샘(gland)[1]으로 구성되어 있어요.

호르몬은 분비된 후 혈액을 타고 목적지로 가게 돼요. 이 목적지를 표적세포라고 불러요. 이 표적세포에는 호르몬을 인식하는 수용기를 가지고 있어서 호르몬이 도착하면 해당 조직을 활성화하고 통제할 수 있게 돼요.

---

1. 물질을 분비하거나 배출하는 세포 집단.

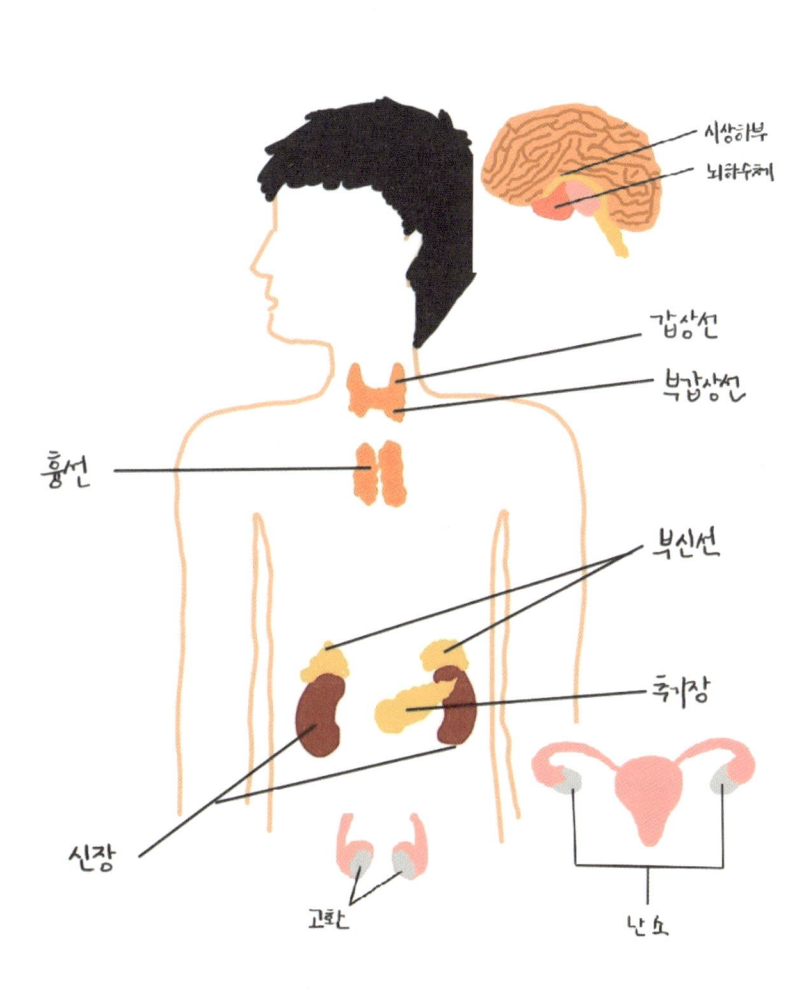

## 호르몬의 분류

호르몬에는 스테로이드성(steroid) 호르몬과 비스테로이드성(non-steroid) 호르몬 두 가지 형태가 있어요. 먼저 스테로이드성 호르몬은 대부분이 콜레스테롤로부터 만들어져 지용성이기 때문에 세포막을 비교적 쉽게 통과할 수 있어요. 주로 부신피질, 고환, 난소 등에서 분비되는 호르몬들이 스테로이드성이에요. 반대로 비스테로이드성 호르몬은 지용성이 아니기 때문에 세포막을 통과하기 어렵겠죠.

비스테로이드성 호르몬은 다시 두 가지 성질로 나눌 수 있어요. 단백질 또는 펩타이드(peptide) 호르몬과 아미노산 유도체(derivative) 호르몬이에요. 아미노산 유도체 호르몬이란 아미노산을 기반으로 파생된 호르몬이에요. 대부분의 비스테로이드성 호르몬은 단백질 또는 펩타이드 호르몬이지만 갑상선에서 분비되는 티록신(T4) 호르몬과 트라이아이오드타이로닌(T3) 호르몬, 부신수질에서 분비되는 에피네프린과 노르에피네프린 네 가지 호르몬은 아미노산 유도체 호르몬이에요.

## 호르몬의 작용

호르몬은 분비된 후 혈액을 타고 이동한다고 말씀드렸는데요. 그럼 어떻게 특정 부분에 도착해서 그 부분에만 작용하는 걸까요? 앞에서 살짝 언급했던 수용체 덕분이에요. 세포는 호르몬이 붙을 수 있는 수용체를 많이 가지고 있는데요. 수용체에 호르몬이 결합 되면 이것을 복합체라고 불러요. 앞에서 스테로이드 호르몬은 지용성이라서 세포막을 통과할 수 있고 비스테로이드성 호르몬은 지용성이 아니기 때문에 세포막을 쉽게 통과하지 못해요. 이런 이유로 스테로이드성 호르몬의 수용체는 세포 안쪽인 세포질이나 세포핵에서 발견이 되고 비스테로이드성 호르몬의 수용체는 세포막에 주로 자리 잡고 있어요. 그럼 먼저 스테로이드성 호르몬에 대해 자세히 알아보도록 할게요.

일단 스테로이드 호르몬은 세포막을 쉽게 통과할 수 있어서 세포 내부에서 호르몬-수용체 복합체를 형성해요. 그 후 이 복합체가 세포의 중심인 핵으로 들어가요. 핵에는 세포의 DNA가 있는데 복합체가 DNA의 한 부분과 결합해 일부 유전자를 활성화하게 돼요.

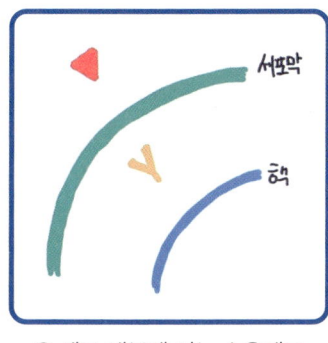

① 세포 내부에 있는 수용체로 스테로이드 호르몬이 이동

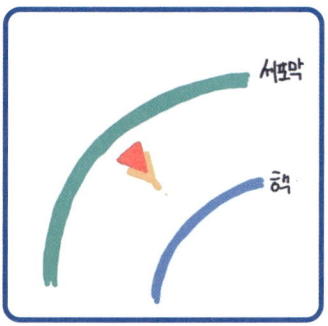

② 호르몬과 수용체가 세포 내부에서 결합

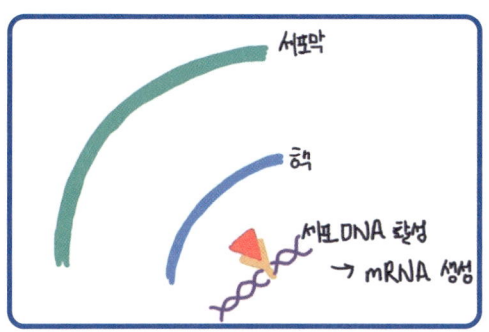

③ 복합체가 핵으로 들어가 세포 DNA와 결합해 유전자를 활성화

그림에서 빨간색 삼각형이 스테로이드 호르몬을 의미해요. 어려움 없이 세포막을 통과한 호르몬은 세포 안에 있는 수용체를 만나 결합해 호르몬-수용체 복합체를 형성해요. 복합체는 핵을 통과해 세포의 DNA와 결합해 mRNA를 만들어 내요. mRNA가 하는 역할은 세포질로 이동해 단백질 합성을 촉진하는 일을 해요.

이제 비스테로이드 호르몬의 작용을 한번 볼게요. 그림에서 보시면 파랗고 동그랗게 보이는 비스테로이드 호르몬이 스스로는 세포막을 통과하기 어렵기 때문에 세포막에 있는 노란색 수용체에 결합하는 것을 볼 수 있어요.

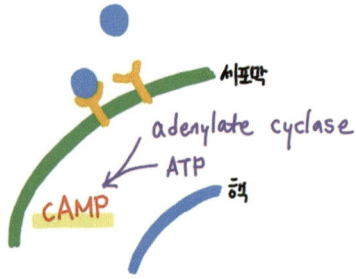

수용체와 호르몬이 결합하면 세포막 안쪽에 있는 아데닐레이트 사이클레이스(adenylate cyclase)라는 효소를 활성화하고 이 효소는 ATP로부터 cAMP 형성을 촉매해요. cAMP란 cyclic adenosine monophosphate 약어이며 cAMP는 세포 신호를 전달하는 세포의 2차 전령 혹은 2차 메신저 역할을 해요.

2차 전령이 하는 역할은 세포 내부에서 신호를 전달해 생리적 변화와 반응을 일으켜요. 2차 전령에는 cAMP 외에도 cGMP(cyclic guanine monophosphate), IP3(inositol trisphosphate), DAG(diacylglycerol), 그리고 칼슘 이온($Ca^{2+}$) 등이 있어요.

# 호르몬 개요

우리 몸이 운동하는 동안 호르몬이 어떻게 작용하는지 알아보기 전에 전반적인 내분비선과 호르몬을 간략하게 정리해 볼게요. 각각의 호르몬이 어디에서 분비되고 어디로 가는지 주요 기능은 무엇인지 알아볼 거예요.

우리 몸에서 가장 많은 호르몬을 분비하는 뇌하수체 전엽에서는 성장호르몬(GH), 갑상샘자극호르몬(TSH), 부신피질자극호르몬(ACTH), 프로락틴(prolactin), 난포자극호르몬(FSH) 그리고 황체형성호르몬(LH)이 분비되어요. 호르몬의 기능은 호르몬 이름을 보시면 감이 올 거예요. 여기서 성장호르몬과 프로락틴을 제외하고 4가지 호르몬은 표적기관을 자극하는 자극호르몬이에요.

뇌하수체 후엽에서 분비되는 호르몬은 신장의 수분 조절을 돕는 항이뇨호르몬(ADH)과 여성의 자궁과 유방 기능에 작용하는 옥시토신이 있어요.

갑상선에서는 세포의 대사 속도와 심장 수축력 및 심박수 조절 기능을 하는 티록신(T4)과 트라이아이오드타이로닌(T3)이 분비되어요. 또 혈액 내 칼슘 이온 농도를 조절하는 칼시토닌(calcitonin)도 분비돼요. 부갑상선에서 분비되는 부갑상선호르몬은 뼈, 신장, 소장에 작용해 혈액 속의 칼슘 농도를 조절해요.

이제 신장 위에 모자처럼 자리 잡은 부신에서 분비되는 호르몬을 알아볼게요. 먼저 부신은 바깥쪽인 피질과 안쪽인 수질로 나뉘는데요. 부신수질에서는 에피네프린과 노르에피네프린이 분비되고 부신피질에서는 알도스테론(aldosterone)이라고 알려진 전해질 코르티코이드(mineralocorticoid) 호르몬, 코르티솔이라고 알려진 글루코코르티코이드(glucocorticoid) 호르몬 그리고 남성 호르몬의 작용을 나타내는 안드로젠(androgen)과 여성 성호르몬 중 가장 중요한 역할을 하는 에스트로젠(estrogen)이 분비돼요.

췌장에서는 우리에게 아주 익숙한 혈당 조절과 관련된 호르몬이 분비되는데요. 잘 알고 있는 인슐린, 글루카곤, 소마토스타틴과 같은 호르몬이 췌장에서 나와요.

신장에서 분비되는 호르몬에는 혈압조절과 관련된 호르몬 레닌과 적혈구 생산을 촉진하는 호르몬인 에리스로포이에틴(Erythropoietin/EPO)이 있어요.

이 외에 남성 호르몬으로 알려진 테스토스테론(testosterone)과 여성의 난소에서 분비되는 에스트로젠(estrogen)과 프로게스테론(progesterone)이 있어요. 물론 남성 호르몬, 여성호르몬 할 것 없이 남성과 여성 모두에게서 자연적으로 발견되는 호르몬들이에요. 남성에게서 여성호르몬 수치가 지나치게 높아지거나 반대로 여성에게서 남성 호르몬 수치가 높아지거나 하는 특별한 신호가 나타나지 않는 한 모두 각자의 기능을 하는 필요한 호르몬이에요.

### 요점 정리!

1. 호르몬은 스테로이드류와 비 스테로이드류로 나눌 수 있다. 스테로이드류는 지용성이며 주로 콜레스테롤로부터 만들어진다. 비 스테로이드류는 단백질, 펩타이드 또는 아미노산으로 만들어진다.

2. 호르몬은 신경전달과는 다르게 혈액을 통해 서서히 분비되고 순환하며 표적세포에 영향을 미친다. 수용체에 결합함으로써 호르몬-수용체 복합체를 형성한다.

3. 호르몬 분비 조절은 앞에서 배웠던 음성되먹임(negative feedback) 작용으로 조절된다.

4. 스테로이드 호르몬은 세포막을 쉽게 통과할 수 있으므로 수용체가 세포 내부에 있지만, 비스테로이드 호르몬은 세포막을 쉽게 통과할 수 없어 세포막에 수용체가 위치한다.

5. 스테로이드 호르몬-수용체 복합체는 핵 내부에서 유전자를 활성화한다.

6. 비스테로이드 호르몬-수용체 복합체는 cAMP와 같은 2차 전령을 활성화함으로써 세포 반응을 촉진한다.

# 9강

## 운동과 관련 있는 호르몬, 무엇이 있을까?

에너지 대사 시스템이 제대로 작동하고 에너지원이 시스템에 맞게 잘 사용이 되려면 호르몬의 작용이 중요해요. 그럼 운동할 때 체내의 대사 조절에서 주된 역할을 하는 호르몬과 그 호르몬이 분비되는 내분비샘, 체내 균형에 대해 알아볼게요.

### 대사 조절에 관련된 호르몬

우리가 휴식하고 운동을 하는 동안 정말 복잡하고 많은 일이 우리 몸 안에서 일어나면서 상호작용을 하고 대사를 조절하는데 그중 내분비샘에서 중요한 일을 하는 부분은 뇌하수체 전엽, 갑상선, 부신선 그리고 췌장이에요.

먼저 뇌하수체에 대해 알아보면 시상하부 아래쪽에 동그랗게 구슬처럼 생긴 총 3개의 엽으로 구성된 내분비샘이에요.

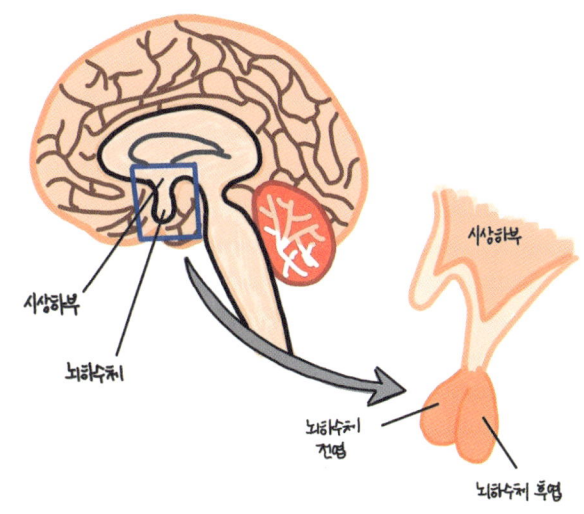

전엽, 중엽, 후엽, 3개의 엽으로 구성되어 있지만, 중엽은 거의 기능이 없다고 알려져 있으므로 전엽과 후엽에 집중해서 알아보도록 해요. 일단 전엽과 후엽의 큰 차이점은 전엽 같은 경우 시상하부에서 분비되는 호르몬에 의해 먼저 통제가 되지만 후엽은 시상하부에서 직접적으로 받는 신경전달 혹은 신경 신호로 통제가 돼요. 즉, 뇌하수체는 우리 몸의 통제 센터인 중추신경계와 내분비선들 사이에 중계자 역할을 하는 셈이에요.

뇌하수체 전엽에서는 총 6가지 호르몬을 분비하는데 가장 먼저 시상하부에서 방출인자(releasing factor) 또는 억제인자(inhibiting factor)를 분비하고 나면 그 인자에 따라 반응해요.

명칭 그대로 방출인자는 뇌하수체가 자극 호르몬을 방출하도록 유도하고 억제인자는 자극을 억제하는 호르몬 방출을 유도해요. 시상하부와 뇌하수체 사이의 이런 특별한 연락은 호르몬을 운반하는 혈액의 순환 시스템을 통해 이루어져요.

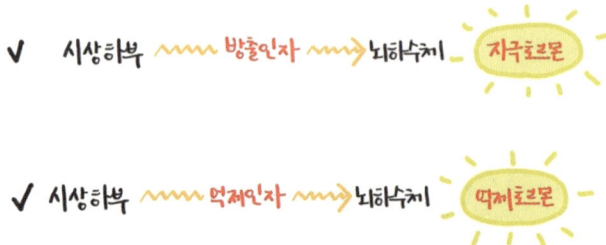

## 성장호르몬(Growth Hormone)

뇌하수체 전엽에서 분비되는 호르몬 중 가장 흥미로운 호르몬은 성장호르몬(GH)이에요. 우리 몸 안에서 다양하고 복잡한 생리학적 과정을 통제하는 중요한 호르몬 중의 하나에요. 지방세포에는 성장호르몬과 결합할 수 있는 수용기가 있는데 성장호르몬이 이 수용체에 결합하면 중성지방(triglyceride)을 분해하게 하고 혈액에 흐르는 지방질이 지방으로 축적되는 것을 억제해요.

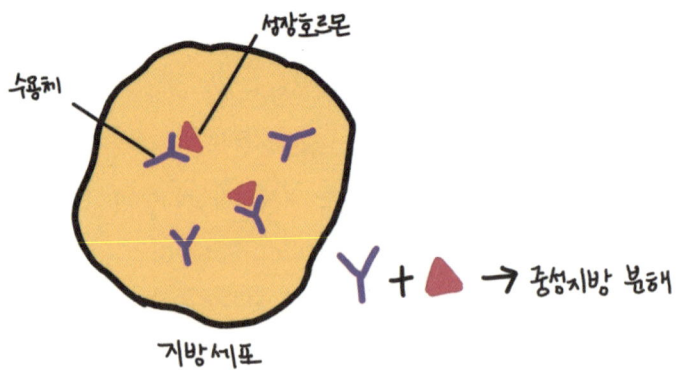

또한 성장호르몬은 우리 몸에서 지방을 태우게 하는 효소의 합성을 증가시키기 때문에 지방 대사에도 직접적으로 연관되어 있어요. 간접적으로는 간과 여러 조직에서 성장호르몬에 의해 방출되는 인슐린 유사 성장 인자가 세포 내부로 아미노산의 이동을 증가시켜 근육의 성장과 비대를 일으켜요. 성장은 매우 복잡한 과정으로 여러 호르몬이 통합적으로 작용해야 발생할 수 있어요.

성장호르몬이 우리 몸의 성장을 유도할 때, 간과 여러 조직에서 인슐린 유사 성장 인자를 분비하도록 함으로써 연골 세포 증식을 촉진해요. 그 결과로 뼈가 자라고 성장하게 돼요. 또, 인슐린 유사 성장 인자는 근성장에도 매우 중요한 역할을 해요. 근세포를 분열 및 증식하도록 촉진하는데 이때 아미노산 흡수를 돕고 단백질 합성이 일어나도록 해요.

성장호르몬은 단백질, 지방, 탄수화물 대사에도 관여하는데요. 나눠서 보면, 첫 번째로, 단백질 대사의 경우, 성장호르몬이 여러 조직에서 단백질 동화작용 즉, 합성대사를 촉진하고 그 결과로 아미노산 흡수가 증가하게 되어 단백질 합성이 늘고 단백질 산화는 줄어들게 돼요. 두 번째로, 앞에서도 언급했듯이 지방세포 내에서 중성지방 분해와 산화를 통해 지방 사용을 증가시키는 역할을 해요. 마지막으로 성장호르몬은 혈중 글루코스 수준을 정상 범위로 유지하는 역할을 하는 여러 호르몬 중 하나예요. 종종 성장호르몬이 반-인슐린 활동을 한다고 하는데 그 이유는 인슐린 활동을 억제 함으로써 말초 조직이 글루코스를 흡수하도록 돕고 간에서 글루코스 합성이 일어날 수 있도록 촉진하는 역할을 하기 때문이에요.

이런 성장호르몬의 분비는 여러 가지 요인들에 의해 영향을 받아요. 주로 스트레스, 운동, 영양상태, 수면 등과 관련이 있어요. 그리고 시상하부에서 분비되는 두 가지 호르몬과 소화기에서 분비되는 한 가지 호르몬에 의해서 주로 영향을 받아요.

첫 번째로, GHRH(Growth hormone-releasing hormone)이라는 호르몬은 성장호르몬을 분비하도록 신호를 보내는 호르몬이라고 보면 되는데요. 시상하부에서 펩타이드 형태로 분비되어 성장호르몬을 합성하고 분비하는 데 관여해요. 두 번째로, 소마토스타틴(somatostatin)이라는 호르몬은 시상하부를 포함한 인체의 여러 조직에서 펩타이드 형태로 분비되는데 혈중 글루코스 농도가 낮아지거나 GHRH 호르몬에 반응해 성장호르몬 분비를 억제하는 역할을 해요. 마지막으로 그렐린(ghrelin)이라는 펩타이드 형태의 호르몬은 소화기에서 분비되는데 성장호르몬 분비세포 수용체에 결합해 성장호르몬 분비를 촉진해요. 그렐린 호르몬은 식욕을 돋우는 호르몬으로도 알려져 있어요. 그래서 운동하고 나서 평소보다 더 식욕이 오르고 자꾸 군것질이 생각난다면 '아, 내가 운동을 해서 그렐린 호르몬 분비가 활발해졌구나'라고 생각하고 너무 스트레스 받지 않아도 되는 자연스러운 현상이에요.

성장호르몬과 인슐린 성장 인자도 항상성을 이야기할 때 중요한 네거티브피드백 원리를 따르게 돼요.

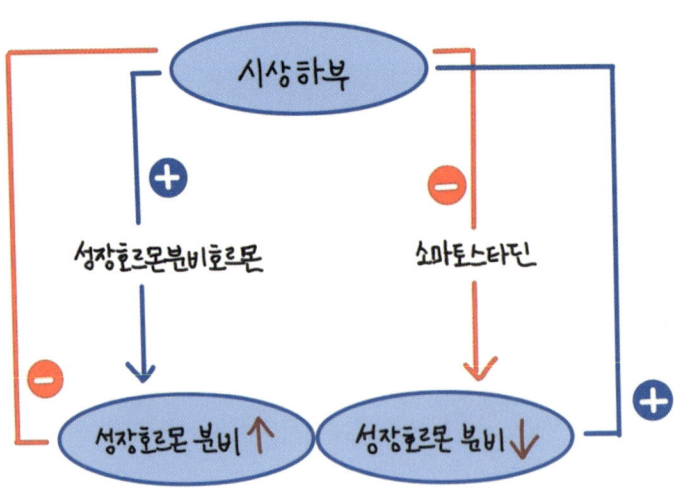

혈액에 인슐린 성장 인자 수준이 높아지면 단순히 성장호르몬 분비세포를 억제하는 것뿐만 아니라 시상하부로부터 소마토스타딘 호르몬 분비를 하도록 해 성장호르몬 분비율을 낮추어 항상성 조절을 해요.

## 갑상선 호르몬(T3와 T4)

다음은 갑상선이에요. 갑상선이라는 단어는 많이 들어 보셨을 텐데요. 우리 몸의 신진대사를 전반적으로 조절하는 아주 중요한 부위예요. 갑상선은 목 앞쪽에 위치하고 두 개의 엽으로 이루어져 있어요. 지협이라고 불리는 얇은 밴드 같은 조직이 두 개의 엽을 연결해요. 갑상선이 제 기능을 하지 못하게 되면 호르몬 조절을 위해 평생 약을 먹어야 하는 경우도 생겨요. 이렇게 중요한 갑상선이 어떤 호르몬을 분비하는지 알아볼게요. 갑상선에서는 T3 호르몬으로 알려진 트라이아이오드타이로닌(triiodothyronine)과 T4 호르몬으로 알려진 티록신(thyroxine)이 두 가지 호르몬을 분비하며 추가로 체내 칼슘 대사 조절에 관여하는 칼시토닌(calcitonin)을 분비해요.

    트라이아이오드타이로닌과 티록신은 비슷한 기능을 해요. 먼저 체내 신진대사 속도 조절에 관여해요. 소화 흡수를 돕고 글루코스와 지방 분해를 촉진합니다. 필요에 따라 신체의 기초대사율을 많게는 100%까지 증가시킬 수 있어요. 운동을 하게 되면 뇌하수체 전엽에서 갑상선 자극호르몬을 분비하기 시작하는데 이 갑상선 자극호르몬은 T3호르몬과 T4 호르몬의 분비를 조절해요. 심혈관계에 대해서는 심박수를 높일 수 있고 호흡률을 증가시켜 더 많은 산소를 흡수할 수 있도록 하며 미토콘드리아 활동을 증가시킵니다. 이로 인해, 혈류량과 체온이 증가하게 돼요. 성장기 어린이의 성장이나 뇌세포의 발달과 같은 정상적 발달에 갑상선 호르몬은 매우 중요한 역할을 해요.

영아의 초기 뇌 성장과 성숙에 중요하게 작용해요. 또한, 정상적인 성 기능이나 수면, 월경 주기에도 주요하게 작용합니다. 이런 여러 가지 역할에 관여하는 갑상선에 기능 장애가 생기는 갑상선 기능 항진증과 갑상선 기능 저하증이 있어요.

| 갑상선 분비 호르몬 | 기능 |
|---|---|
| 티록신(T4) 트라이아이오드타이로닌(T3) | 신진대사 속도, 소화 흡수 조절, 글루코스 및 지방 분해 촉진 |
| 칼시토닌 | 체내 칼슘 농도 조절 |

● 갑상선 기능 항진증

먼저 갑상선 기능 항진증에 대해 알아볼게요. 항진증은 갑상선 호르몬이 과하게 생성되는 증상을 말해요. 증상으로는 체중 감소, 식욕 증가, 불면증, 불안 및 신경과민 등이 있어요. 갑상선 기능을 억제하는 약물을 복용하거나 방사성 요오드를 사용해 갑상선 조직을 파괴하는 방법으로 조절할 수 있어요. 종종 갑상선 전체를 제거할 수도 있는데 이런 경우 갑상샘 호르몬 대체재가 필요하게 되고 필연적으로 갑상선 기능 저하증이 나타나게 돼요.

● 갑상선 기능 저하증

기능 저하증이 생기면 비정상적인 체중 증가, 피로 및 심한 월경 출혈, 탈모 등이 증상으로 나타나요. 요오드 결핍이 갑상선 기능 저하증의 가장 흔한 원인이에요. 이런 경우 티록신 호르몬을 대체해서 경구 보충제로 관리하고 요오드 결핍과 같은 원인은 다시마, 김, 미역과 같은 해조류를 이용한 식이 요법으로 교정할 수 있습니다.

# 에피네프린과 노르에피네프린(Catecholamines)

양쪽 신장의 위쪽에 모자처럼 올라가 있는 부신선에 대해 알아볼게요. 부신의 안쪽을 의미하는 부신수질에서는 우리가 통틀어 카테콜아민(catecholamine)이라고 부르는 두 가지 호르몬을 분비해요. 에피네프린과 노르에피네프린인데요. 에피네프린은 아드레날린이라고도 불리는데 주로 교감신경계가 작동하게 되면 부신수질에서 8대 2의 비율로 에피네프린과 노르에피네프린을 분비해요. 물론 상황에 따라 분비되는 비율은 변할 수 있어요.

Fight or flight(투쟁 혹은 도피) 반응은 교감신경계가 활성화될 때 나타나는 반응이에요. 우리 몸이 빠르게 다음 행동에 대비할 수 있도록 준비시키는 단계라고 생각하면 이해하기 쉬울 거예요. 예를 들어, 갑작스럽게 위험에 빠졌을 때, 1) 심장이 빠르게 뛰고 2) 신진대사가 빨라지고 3) 간과 근육에서 글리코겐을 분해하기 시작하고 4) 혈액으로 글루코스와 유리지방산의 방출이 증가하고 5) 근육으로 혈액이 재분배되고 6) 혈압이 증가하고 7) 마지막으로 호흡이 가빠집니다. 상태 변화를 아래의 표에서 다시 정리해 보세요.

| Fight or Flight(투쟁 혹은 도피) 상태 변화 |
|---|
| 심박수 증가 |
| 신진대사 증가 |
| 간, 근육 내 글리코겐분해 증가 |
| 혈액 내 글루코스, 유리지방산 방출량 증가 |
| 근육 내 혈액 재분배 |
| 혈압 증가 |
| 호흡수 증가 |

에피네프린과 노르에피네프린은 앞에서 얘기했던 반응을 일으켜요. 두 호르몬이 분비되도록 영향을 주는 요인에는 여러 가지가 있지만, 대표적으로 심리적 스트레스, 갑작스러운 환경 변화 그리고 운동 등이 있어요.

운동을 하게 되면 노르에피네프린과 에피네프린의 혈장 내 농도가 증가하는데 노르에피네프린의 경우 운동 강도가 최대산소섭취량 50% 이상이 되면 급격하게 증가하고 에피네프린은 빠르게 증가하지 않고 유지되다가 운동 강도가 최대산소섭취량 60~70% 수준을 넘어갈 때부터 증가하기 시작해요. 운동을 마치면 에피네프린은 곧바로 농도가 떨어지는 반면 노르에피네프린은 몇 시간 동안 상승된 상태로 유지가 돼요. 우리 몸에 추가적인 에너지를 공급하고 노르에피네프린의 경우 혈관벽을 수축시켜 혈압이 올라가게 합니다.

## 코르티솔(Cortisol)

부신의 바깥쪽을 의미하는 부신피질에서는 코르티코스테로이드(corticosteroids)라고 불리는 스테로이드성 호르몬을 생성하는데 대표적인 스트레스 호르몬인 코르티솔(cortisol)이 운동 시 신체 변화에 매우 중요한 역할을 해요. 코르티솔 수용체는 거의 모든 세포에 있어요. 코르티솔 분비는 시상하부, 뇌하수체 그리고 부신에서 조절해요. 코르티솔이 하는 역할이 매우 많은데요. 혈중 포도당 농도 조절, 대사 조절, 염증 조절, 심지어 우리의 기억력에도 관여해요. 체내 나트륨과 수분 균형과 혈압조절을 하기도 하죠.

그래서 코르티솔은 전반적인 건강 유지에 중요한 호르몬이에요. 운동을 시작하면 코르티솔은 신체에 필요한 에너지 공급이 제대로 이루어지도록 글루코스 신생합성을 촉진해요. 에너지 대사에 대해 배울 때 글루코스 신생합성에 대해 알아보았는데요. 체내에서 요구되는 에너지를 만들기 위해 당이 아닌 물질을 이용해 당으로 합성해내는 과정이었어요. 코르티솔은 주로 인슐린 작용을 억제하는 역할을 해요. 간에서 글리코겐 합성을 증가시키고 간과 근육에서 글리코겐 분해가 일어나는데 간접적으로 작용하고 항염증 작용에도 관여하며 만약 손상된 조직이 생겼을 경우 복구가 가능하도록 단백질 분해를 촉진해 분해된 아미노산이 효소 합성과 에너지 생산에도 사용될 수 있도록 해요.

하지만 이렇게 신체 변화에 예민하게 반응하고 중요한 역할을 하는 코르티솔 수준이 계속해서 높아진 상태로 유지가 되면 단백질을 분해하기 시작하고 단백질 합성을 억제하기 때문에 근육 생성에 방해가 될 수 있어요. 운동 후 충분한 휴식이 필요한 이유예요. 코르티솔은 또한 몸속 유리지방산량을 증가시켜 운동 시 근육으로 유리지방산이 더 많이 흡수되어 에너지원으로 사용될 수 있도록 해요. 다시 말해, 체내 지방 대사 와도 관련이 있는 호르몬이에요.

## 인슐린과 글루카곤(Insulin and Glucagon)

우리가 잘 알고 있는 혈중 포도당 농도를 조절하는 호르몬으로는 인슐린과 글루카곤이 있어요. 이 두 호르몬은 췌장에서 분비돼요. 인슐린과 글루카곤은 상반되는 작용을 하는 주요 호르몬이에요. 음식을 섭취하게 되면 혈중 글루코스(포도당) 농도가 상승하게 되는데요. 조절되지 않으면 금방 고혈당 상태가 되기 때문에 그 전에 췌장에서 인슐린을 혈액 속으로 분비해 혈액에 흘러 다니고 있는 글루코스(포도당)가 세포 또는 근육으로 빠르게 흡수될 수 있도록 해야 해요.

인슐린의 주요 작용에는 혈액 속에 흐르는 글루코스의 양을 감소시키는 것도 있지만 세포가 아미노산을 흡수할 수 있도록 하고 단백질과 지방의 합성을 촉진하는 등 단백질 및 지방 대사 와도 관계가 있어요. 만약 혈중 글루코스 농도가 떨어져 저혈당 상태가 되려고 한다면 췌장은 글루카곤을 분비해 간에서 글리코겐을 분해하고 글루코스 신생합성을 촉진해 혈중 글루코스 농도가 다시 증가할 수 있도록 해요.

이렇게 전체적인 피드백 작용을 통해서 인슐린과 글루카곤은 혈중 포도당 농도를 정상 범위에서 유지하고 지속적으로 신체가 에너지를 공급받을 수 있도록 조절하는 역할을 해요.

운동 지속시간이 길어지면 신체는 혈장 글루코스 농도를 일정하게 유지하려고 노력하기 시작해요. 운동을 하게 되면 인슐린과 글루카곤 농도에는 어떤 변화가 생길까요? 인슐린 농도는 증가할까요, 감소할까요? 또 글루카곤은 증가할까요, 감소할까요? 에너지 대사 시스템을 잘 생각해 보면 답을 알 수 있어요.

우리가 운동을 시작하면 운동 종류에 상관없이 호르몬이 분비되기 시작해요. 운동 강도와 지속시간에 따라 사용되는 에너지원은 달라지지만, 적당히 운동하는 수준에서는 호르몬 분비도 그렇게 높지 않은 수준에서 유지가 돼요. 하지만 강도 높은 운동 예를 들어 고강도 웨이트 트레이닝, 스프린트, 인터벌 운동을 할 때 혈중 글루코스 농도를 즉각적으로 높이기 위해 호르몬 분비율도 함께 높아져요. 주로 탄수화물로 혈장 글루코스를 다 태워서 사용하고 나면 더 이상 에너지를 만들어 낼 수 없게 돼요. 그런 일이 일어나지 않도록 췌장은 글루카곤을 분비해 간에서 글리코겐분해를 촉진하고 혈장 글루코스 농도를 유지하도록 해요. 반대로 운동을 하는 동안 인슐린 농도는 감소해요. 실제로 장시간 운동할 때 글루코스와 인슐린 농도가 어떻게 변하는지 그래프로 볼게요.

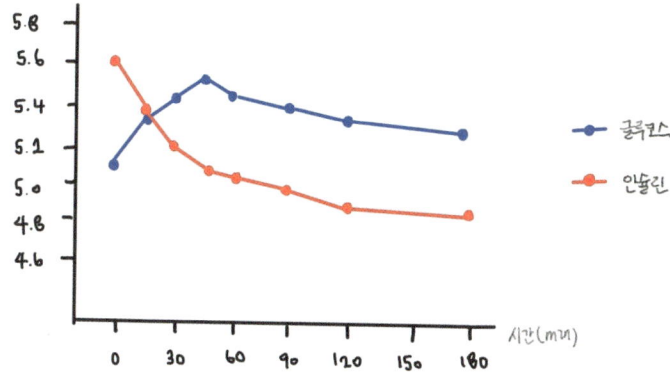

운동 시작 후 한 시간 정도까지는 혈중 글루코스 수준이 계속해서 증가하다가 운동 지속시간이 길어지면서 감소하는 모습을 보이고 있어요. 동시에 인슐린 농도도 함께 감소하는데요. 글루코스가 세포 내부로 운반되도록 하는 것은 인슐린에 의해 조절돼요.

운동이 지속되면 운동 에너지원인 글루코스가 근육과 간에서 분해되어 공급되어야 하는 것과 동시에 근육은 세포 내부로 글루코스를 흡수하면서 또 사용해야 해서 인슐린 농도가 높아지면 혈장 글루코스 공급에 방해가 되는데요. 이런 현상은 운동을 통해 우리 몸이 호르몬에 민감해지는 과정을 보여줘요. 그래프에서 보이듯 혈중 인슐린 농도가 낮아지더라도 근육 세포로 글루코스 흡수가 잘 이루어지며 운동을 지속할 수 있어요.

운동할 때 혈중 포도당 농도를 높이는데 작용하는 호르몬으로는 글루카곤 외에도 에피네프린, 노르에피네프린, 성장호르몬 그리고 코르티솔이 있다는 사실 잊지 마세요.

**요점 정리!**

1. 호르몬을 운반하는 혈액순환 시스템을 통해 시상하부와 뇌하수체 사이에 신호가 전달된다.

2. 성장호르몬은 직, 간접적으로 지방, 탄수화물, 단백질 대사와 근육의 성장 및 비대에 관여한다. 또, 혈중 글루코스 수준을 일정하게 유지하는 역할도 한다.

3. 갑상선 혹은 갑상샘에서 분비되는 호르몬은 주로 신진대사 속도와 소화 흡수를 조절하고 글루코스와 지방 분해를 촉진하는 역할을 한다.

4. 심리적 스트레스, 갑작스러운 환경 변화 그리고 운동 등으로 인해 에피네프린과 노르에피네프린이 분비되며 투쟁 혹은 도피 반응이 나타난다.

5. 코르티솔 분비는 시상하부, 뇌하수체 그리고 부신에서 조절되며 혈중 포도당 농도, 대사, 염증 조절에 관여한다. 신체 변화에 민감하게 반응하는 호르몬이다.

6. 인슐린은 혈중 포도당이 세포와 근육으로 흡수되도록 하고 글루카곤은 인슐린과 반대로 간에서 글리코겐을 분해해 혈중 포도당 농도를 다시 증가시킨다. 인슐린과 글루카곤은 시소처럼 균형을 이루며 혈중 포도당 농도를 일정 수준으로 유지하는 역할을 한다.

# 10강

# 호르몬과 탄수화물 대사, 지방 대사의 관계

체내 탄수화물 대사와 지방 대사에서 호르몬은 중요하게 작용해요. 그래서 호르몬이 운동과 다이어트에 미치는 영향에 대해 알아야 효율적으로 운동할 수 있어요. 호르몬이 다이어트와 체중 감량에 어떤 영향을 줄까요? 근성장과 근비대를 돕는 호르몬은 무엇일까요? 운동하는 동안 탄수화물이 어떻게 호르몬에 의해 조절되는지 알아보도록 해요.

## 운동하는 동안의 탄수화물 대사와 조절

먼저 우리 몸이 안정 시에서 벗어나 운동을 하기 시작하면 체내에서 필요로 하는 에너지 수요가 높아지고 그 수요를 충족시키기 위해 더 많은 양의 글루코스가 근육에 제공되어야 해요. 음식 섭취로 흡수된 탄수화물은 글리코겐 형태로 근육과 간에 저장되어 있다가 요구되는 에너지 수요가 높아지면 글리코겐분해를 통해 글루코스로 전환되어 에너지로 사용돼요. 혈장 글루코스 수준은 글루코스 신생합성을 통해서도 증가할 수 있는데 보통 젖산염, 아미노산, 글리세롤 등과 같은 비 탄수화물 공급원을 이용해 글루코스를 생성하는 과정이에요.

운동하는 동안 혈장 글루코스 농도의 균형은 근육에서 얼마만큼의 글루코스를 흡수하는지 그리고 간에서 얼마만큼의 글루코스가 분비되어 나오는지에 따라서 조절돼요. 혈장 글루코스 농도를 증가시키는 호르몬에는 4가지가 있어요. 췌장에서 분비되는 1) 글루카곤, 부신수질에서 분비되는 2) 에피네프린과 3) 노르에피네프린 그리고 부신피질에서 분비되는 4) 코르티솔이 있어요.

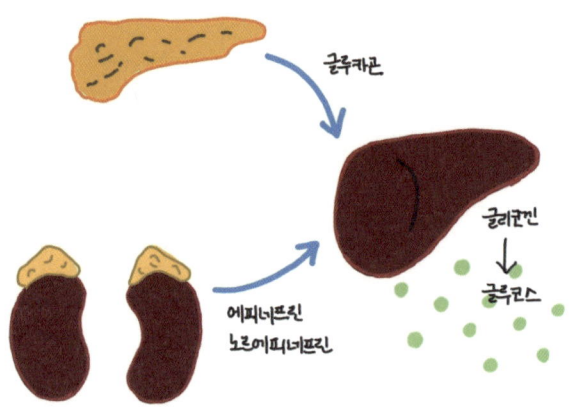

운동하는 동안 글루코스 수준을 유지하기 위해 글루카곤의 분비가 증가해요. 근육 활동은 부신수질을 자극해 카테콜아민 호르몬 분비를 증가시켜요. 에피네프린과 노르에피네프린은 췌장에서 분비된 글루카곤과 함께 작용해 글리코겐분해를 더욱 가속해요.

부신피질에서 분비되는 코르티솔의 경우, 운동이 시작되고 30분에서 45분 동안 분비 속도가 증가하는데 이때 단백질 분해를 증가시켜 아미노산이 생성되면 간에서 아미노산을 이용한 글루코스 신생합성이 이루어지도록 해요. 즉, 간에서 글루코스가 더 잘 만들어질 수 있도록 글루코스 합성의 재료가 되는 아미노산을 단백질 분해 촉진을 통해 공급해주는 과정이에요. 따라서, 앞에서 말한 4가지 호르몬 모두 글리코겐분해와 글루코스 신생합성 과정을 촉진함으로써 혈장 글루코스 양을 증가시켜요.

간에서 방출되는 글루코스의 양은 운동 강도와 지속시간에 따라 달라지는데요. 운동 강도가 증가하면 에피네프린과 노르에피네프린 같은 카테콜아민 호르몬의 분비량이 증가해요. 카테콜아민 호르몬 분비가 증가하게 되면 글리코겐분해 속도 또한 크게 증가하게 돼요. 예를 들어, 고강도 스프린트 같은 운동을 갑자기 수행했을 때 근육이 사용하는 글루코스의 양보다 간에서 내보내는 글루코스의 양이 더 많아지면서 순간적으로 혈액 글루코스 농도가 평소보다 40~50% 정도 증가하기도 해요.

간에서 분해되어 나온 글루코스를 사용하기에 앞서 우리 몸은 먼저 근육에 저장되어 있던 글리코겐을 사용하기 때문에 짧은 시간 동안 진행하는 강도 높은 운동 중에는 근육 글리코겐을 먼저 사용해요. 그 결과 한동안 간 글리코겐분해로 혈장에 흐르는 글루코스 농도가 증가한 상태로 유지돼요. 운동이 끝나고 부족한 근육 글리코겐을 채우기 위해 혈액에 흐르던 글루코스가 근육으로 흡수되면서 혈장 글루코스 수준이 감소하게 되죠.

## 장시간 운동 시 호르몬 변화

그렇다면 짧은 운동이 아닌 3시간 정도 오래 지속되는 운동을 할 때는 체내 호르몬 농도가 어떻게 변할까요? 아래 그래프는 3시간 동안 최대산소섭취량 65% 강도로 운동했을 때 혈장 내 호르몬 농도 변화를 보여주는 그래프예요. 보통 최대산소섭취량 65% 정도라고 하면 일반인이 수행하는 중강도 정도의 운동이라고 생각하면 돼요.

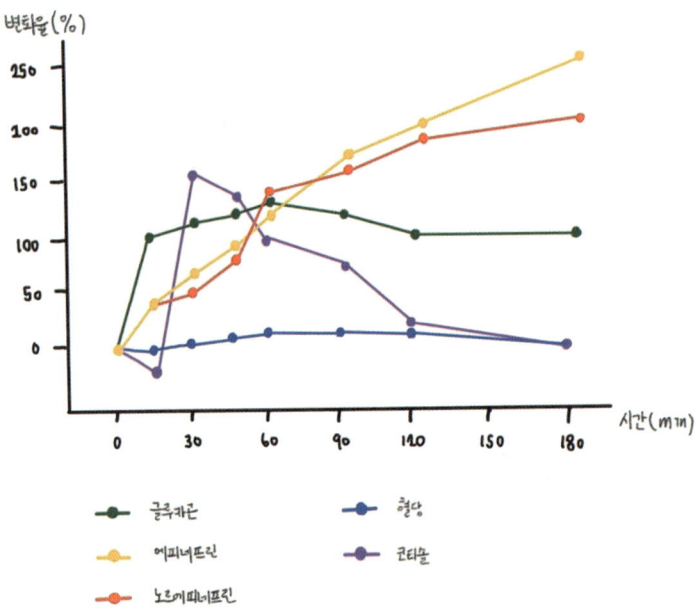

운동 지속 시간이 길어지면 활동하는 근육이 필요로 하는 글루코스의 양과 간에서 방출되는 글루코스의 양이 균형을 이루면서 파란색 그래프로 표시된 혈당이 거의 비슷한 수준으로 유지되는 것을 볼 수 있어요. 하지만 운동 지속시간이 더 길어지게 되면 근육이 글루코스를 흡수하는 속도를 간이

글루코스를 방출하는 속도가 따라가기 어려울 수 있어요. 그러므로 만약 운동량이 많아 2시간 반 이상 운동해야 한다면 포도당 섭취를 중간중간 해주시는 게 도움이 되겠죠.

이 외에도 운동하게 되면 시상하부에서 뇌하수체 전엽에 신호를 보내 성장호르몬이 방출돼요. 성장호르몬은 체내 유리지방산이 에너지원으로 더 많이 쓰이도록 해요. 또한 세포에 의한 글루코스 흡수가 적게 일어날 수 있도록 돕는 역할을 해요. 세포가 글루코스 흡수를 많이 하지 못하도록 하는 게 중요한 이유는 더 많은 양의 글루코스가 혈액에 남아 운동 시 빠르게 에너지로 쓰일 수 있도록 하기 위해서예요.

하지만 단순히 혈액 속에 흐르는 호르몬 농도가 높아졌다고 근육이 글루코스를 더 많이 흡수해서 에너지로 사용할 수 있는 것은 아닌데요. 호르몬의 농도가 높아도 세포가 호르몬을 제대로 인지 혹은 인식하지 못하면 반응은 더디게 일어나기 때문이에요. 대표적인 예로 인슐린 저항성이 있어요.

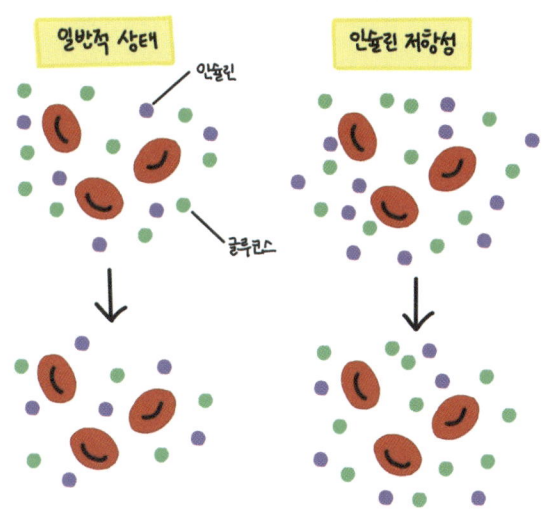

인슐린 저항성이란 체내 항상성을 유지하기 위해 비정상적으로 높은 수준의 인슐린이 필요한 상태를 의미해요. 우리가 음식을 섭취하면 체내 글루코스 농도가 높아지게 되고 인슐린은 높아진 체내 글루코스를 세포가 흡수하도록 신호를 보냄으로써 글루코스가 혈중에 과하게 떠다니지 않도록 조절해요.

하지만 인슐린에 대해 저항성이 생기게 되면 세포가 글루코스를 흡수해 혈중 글루코스 농도를 맞추기까지 훨씬 더 많은 인슐린이 필요한 상태가 되는 거예요. 인슐린 저항성이 높아지면 당뇨병, 심혈관질환, 등 여러 대사질환으로 발전할 수 있는 위험성이 커져요. 세포가 서로 빠르게 신호를 주고받으며 반응해야 하는데 이런 경우 민감도가 떨어져 둔해진 상태라고 볼 수 있죠. 다시 말해서, 정상적인 체내 항상성 유지를 위해서는 호르몬에 대한 세포의 민감도가 높아야 해요. 세포가 호르몬을 제대로 민감하게 인지할 줄 알아야 크게 힘들이지 않고 필요한 반응이 빠르게 일어날 수 있겠죠. 평소에 운동해야 하는 이유 중 하나도 이렇게 호르몬에 대한 세포의 민감도를 높일 수 있기 때문이에요.

## 운동하는 동안의 지방 대사와 조절

일반적으로 운동을 하는 동안 즉시 사용되는 에너지원으로 탄수화물이 쓰이지만, 강도가 낮은 운동을 하거나 장시간 진행되는 운동에서는 지방 또한 매우 중요한 에너지원이에요. 장시간 운동을 하게 되면 운동강도가 점점 떨어지면서 탄수화물을 지배적으로 사용하던 단계에서 지방을 지배적으로 사용하는 단계로 넘어가게 돼요. 혈장 글루코스와 근육 내 글리코겐 수준이 떨어지면 내분비계는 지방 산화를 위한 준비를 시작해요. 보통 지방은 몸속에 중성지방 형태로 저장이 되어 있어요.

1장에서 이 중성지방이 에너지로 사용되기 위해서는 먼저 유리지방산(FFA)과 글리세롤로 분해되어야 한다고 했던 부분이 있었어요. 지방 에너지에서 유리지방산만 에너지원으로 사용되는데 혈장에 FFA 농도가 증가하기 시작하면 근육이 유리지방산을 흡수하는 속도 또한 빨라지고 그에 따라서 중성지방이 유리지방산으로 빠르게 많이 분해될수록 우리 몸이 지방을 태우는 속도 또한 빨라진다고 볼 수 있어요. 지방 분해 속도는 5가지 호르몬에 의해 결정돼요. 인슐린, 에피네프린, 노르에피네프린, 코르티솔, 성장호르몬이에요. 여기서 눈에 띄는 호르몬이 인슐린인데요. 운동하는 동안 감소한 인슐린은 지방 분해에 주된 역할을 해요. 글루코스가 세포 내부로 이동하도록 조절하는 인슐린은 민감도가 높아지고 운동 지속 시간이 길어지면서 농도가 감소하고 간과 근육에 저장된 글리코겐이 분해 돼 근육 세포로 더 많이 흡수되도록 하는 역할을 하지만, 공복 상태에서는 지방 분해를 더 많이 유도해 에너지로 사용하도록 해요.

부신피질에서 분비된 코르티솔은 유리지방산 분해와 사용을 가속해요. 위의 그래프에서도 볼 수 있듯이 코르티솔 분비는 운동 시작 후 30~45분 후에 최고 수준에 도달한 뒤 감소해요. 하지만 혈장 유리지방산 농도는 운동하는 동안 계속해서 증가하는데 이는 코르티솔이 아닌 다른 호르몬에 의해 지방 분해가 이루어지고 있다는 사실을 의미하는 것으로 여기서 지방 대사를 돕는 호르몬은 성장호르몬과 카테콜아민이에요.

뭐든지 과하면 해롭듯이 체내 유리지방산 또한 적절하게 조절되어야 하는데요. 유리지방산 농도가 과하게 높아지면 포만감을 관장하는 시상하부에 부정적인 영향을 줄 수 있어요. 포화지방산은 신경세포에 염증을 유발해 렙틴, 인슐린과 같은 호르몬의 역할을 방해함으로써 식욕을 증가하게 만들어요.

동물이나 식물에서 많이 볼 수 있는 포화지방산 종류인 팔미트산(palmitic acid) 농도가 과도하게 증가하면 다음 페이지 그림에 보이는 시상하부-뇌하수체-부신 축(HPA-axis)이 자극되면서 코르티솔 분비가 늘어나게 되고 이 과정이 인슐린에 대한 저항성이 생기는 원인이 돼요.

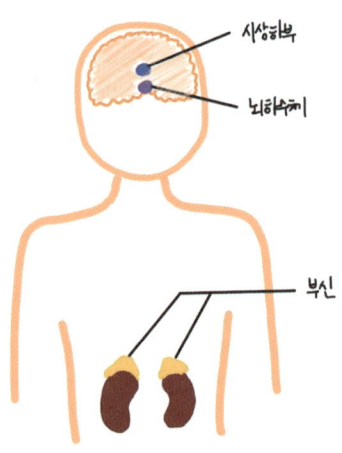

앞에서 잠깐 얘기하고 지나갔던 렙틴 호르몬 또한 체중 감량을 이야기할 때 자주 언급되는 호르몬이에요. 렙틴은 지방세포에서 만들어지는 포만감과 관련된 호르몬으로 식욕과 배고픔에 관여하고 그래서 에너지 섭취와 소비 조절에 매우 중요한 역할을 하는 호르몬이에요. 표적세포는 시상하부이며 렙틴의 수용체가 위치하는 곳은 포만중추와 섭식 중추예요. 일반적으로는 포만감을 높여 더 이상 음식 섭취를 하지 않도록 신호를 보내지만, 비만 혹은 과체중의 경우, 렙틴 호르몬에 대한 민감도가 떨어지며 에너지가 충분하고 체내 렙틴 농도가 높아져도 포만감을 느끼지 못하는 현상이 발생해요. 렙틴 호르몬에 대한 자세한 내용은 마지막 장에서 다루도록 할게요.

## 수분과 전해질 균형, 호르몬 조절

신체의 수분 조절은 생명을 위해 굉장히 중요한 부분이에요. 내분비계는 이런 신체 수분의 항상성을 지속적으로 감지하면서 불균형이 생겼을 때 바로 잡을 수 있도록 해요. 수분뿐만 아니라 전해질, 특히 나트륨 균형 조절도 하는데 이런 조절 작용에 관여하는 두 가지 주요 내분비선이 있어요. 뇌하수체 후엽과 부신피질이에요.

먼저 뇌하수체 후엽에서 어떤 호르몬들이 나오는지 살펴보도록 할게요. 두 개의 호르몬이 뇌하수체 후엽에서 분비되는데요. 항이뇨호르몬과 옥시토신(oxytocin)이에요. 항이뇨호르몬은 ADH 또는 바소프레신(vasopressin)으로 불리기도 해요. 두 호르몬 모두 시상하부에서 만들어지지만 뇌하수체 후엽에 저장되고 시상하부로부터 신경 자극을 받으면 모세혈관을 타고 분비돼요. 수분과 전해질 균형에 중요한 역할을 하는 호르몬은 항이뇨호르몬이에요. 항이뇨호르몬은 명칭 그대로 신장에서 물의 재흡수를 도와서 체내 수분 보유량을 조절해요.

우리가 운동하기 시작하면 근육이 활동하고 땀이 나게 되죠. 그러면 혈장에서 수분이 빠져나가기 시작해요. 그렇게 되면 혈액 내 전해질의 농도가 수분의 농도보다 높아지게 되어 혈장 속에 전해질이 농축돼요. 이런 현상을 혈액 농축(hemoconcentration)이라고 부르고 혈장의 삼투질 농도를 증가시켜요. 삼투질 농도란 혈장에 녹아 있는 물질의 농도를 말해요.

쉽게 설명해서 물에 소금을 타서 소금물을 만들었는데 날씨가 더워 물이 증발하면 물보다 소금의 농도가 더 높아져서 소금의 결정체가 보이는 현상을 상상해보세요. 이렇게 녹아 있는 물질의 농도가 높아지는 현상을 보고 삼투질 농도가 증가했다고 해요.

이런 현상이 발생했다는 것은 수분과 전해질의 균형이 깨졌다는 의미이기 때문에 항이뇨호르몬이 분비되어야 해요. 뇌하수체 후엽에서 분비된 ADH는 혈액을 통해 신장으로 이동해 더 이상 체내에서 수분이 빠져나

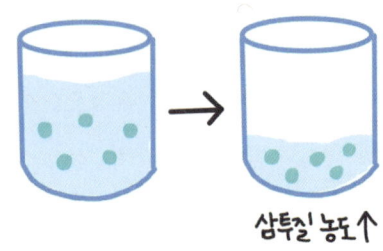

가지 못하도록 수분 보유량을 증가시키라는 신호를 보내요. 이렇게 항이뇨호르몬은 우리가 힘든 운동을 할 때 과한 수분 배출로 인해 탈수가 일어나지 않도록 돕는 조절자 역할을 해요.

부신피질에서 분비되는 전해질 코르티코이드라고 불리는 호르몬 그룹이 체내 전해질, 특히 나트륨과 칼륨의 균형을 유지하는데 주요하게 작용해요. 알도스테론(aldosterone)이 95% 이상의 전해질 코르티코이드 작용을 담당해요. 알도스테론은 신장에서 나트륨 이온의 재흡수와 칼륨 이온의 방출을 돕는 호르몬으로 나트륨이 있는 곳에 수분이 있어서 알도스테론 또한 체내 수분 조절에 중요한 역할을 한다고 볼 수 있어요. 또한 나트륨은 인체가 칼륨을 배출하도록 돕기 때문에 알도스테론 호르몬은 체내 나트륨-칼륨 균형과도 관계가 있어요.

필요에 따라 호르몬을 분비하는 내분비계는 이렇게 탄수화물과 지방 대사에 관여해요. 실제로 호르몬이 하는 일은 우리가 생각하는 것보다 훨씬 많아요. 호르몬의 역할에 대해 잘 이해하고 호르몬을 잘 이용하면 체중 감량도 근성장도 효율적으로 이뤄내는 데 큰 도움이 될 거예요.

**요점 정리!**

1. 운동을 통해 늘어난 체내 에너지 요구량을 맞추기 위해 글루카곤, 에피네프린, 노르에피네프린, 그리고 코르티솔이 분비되어 혈중 글루코스 농도를 조절한다.

2. 장시간 운동 시, 체내 글루코스 농도 유지를 위해 성장호르몬이 분비되며 탄수화물보다 유리지방산을 에너지원으로 더 사용하게 한다.

3. 인슐린 저항성이 높아지면 체내 포도당 농도를 민감하게 조절할 수 없게 되고 그로 인해 당뇨병, 심혈관질환, 등 여러 대사질환으로 발전할 수 있는 위험성이 커진다.

4. 지방 대사는 인슐린, 에피네프린, 노르에피네프린, 코르티솔, 성장호르몬에 의해 조절된다.

5. 항이뇨호르몬은 체내 수분 농도의 균형을 유지하는데 중요한 호르몬이다.

6. 호르몬 알도스테론은 체내 나트륨 농도를 조절하는 데 중요한 역할을 한다. 나트륨은 칼륨 배출과도 관계가 있어서 나트륨-칼륨 균형을 유지하는데 중요한 호르몬이기도 하다.

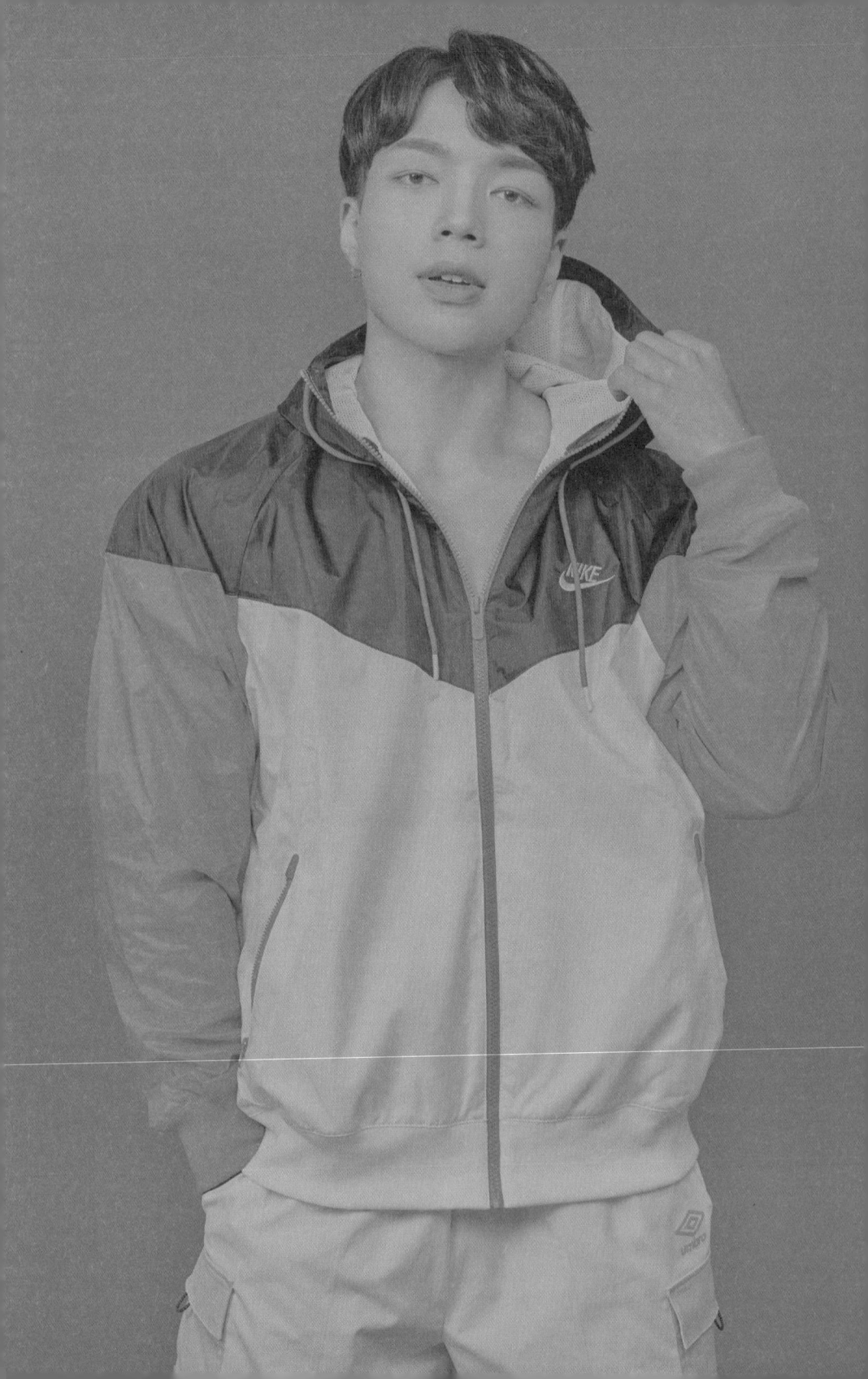

# 5장

# 운동과 여성
: 건강도 체력도 챙기는 다이어트 운동 방법

---

### 11강
### 다이어트의 적, 무시무시한 생리 기간
생리전증후군: PMS(premenstrual syndrome) | 생리 후 일주일, 다이어트 황금기?

### 12강
### 비만과 과체중, 대사질환 예방하는 운동
지방 조직은 무엇이고 꼭 나쁜 것인가? | 지방 조직과 호르몬 | 지방세포의 변화

---

# 11강

## 다이어트의 적, 무시무시한 생리 기간

다이어트를 한 번쯤 해본 여성분들이라면 생리 기간에 넘치는 식욕 관리가 얼마나 어려운지 알 텐데요. 그래서 생리 전, 생리 중 그리고 생리 후 다이어트에 대해 많은 여성분이 궁금해해요.

다이어트를 잘하다 가도 유독 생리 기간만 되면 식욕 조절이 안 되고 폭식하고, 폭식했으니 또 절식하고 그렇게 악순환을 반복하다가 결국 다이어트를 포기하게 되는 경험을 해본 분들 있을 거예요. 그럴 때면, '도대체 나는 왜 이럴까?', '난 의지박약인가?' 하고 자책 아닌 자책을 했던 분들도 있을 거예요. 하지만 괜히 그러는 것도, 의지력이 약한 것도 아닌 다 이유 있는 내 몸의 변화라는 사실, 혹시 알고 계셨나요?

먼저 많은 여성분이 겪고 있는 생리전증후군에 대해 알아보고 생리 전

몸의 변화, 생리 기간 중 다이어트 방법, 생리 기간 중 다이어트 시 주의해야 할 부분에 대해 전반적으로 다뤄보도록 할게요.

그럼 자세히 들어가기에 앞서 우리가 계속 이야기하게 될 여성의 생리는 무엇일까요?

생리는 임신이 가능한 여성의 자궁내막이 주기적으로 분비된 호르몬에 의해 배아가 착상할 수 있도록 준비하는데, 이때 임신이 되지 않으면 자궁내막이 탈락하면서 발생하는 출혈 현상을 생리 또는 월경이라고 해요. 생리주기는 이전 생리가 멈추기 시작하면서 여성호르몬인 에스트로젠의 분비가 증가하고 다시 자궁내막이 서서히 두꺼워지기 시작하는 난포기와 난자가 성숙되어 배란[1] 된 이후 자궁내막에 착상할 수 있도록 유도하는 황체호르몬인 프로게스테론 농도가 증가하는 황체기로 구분돼요. 주기는 개인차가 있지만 보통 26일에서 35일 사이로 나타나요. 그렇다면 가임기 여성의 75%가 겪는다는 생리전증후군에 대해 알아볼게요.

## 생리전증후군: PMS(premenstrual syndrome)

일반적으로 생리가 시작되기 1주에서 2주 전부터 유방 당김, 복통, 요통, 무기력, 부종 등 여러 가지 신체 변화가 일어나는데 이런 증상을 생리 전 증후군이라고 해요. 생리통과 생리전증후군은 비슷한 것 같지만 다른 의미가 있어요. 먼저 생리통은 생리 시작 직전에 또는 생리를 시작하면서 통증을 느끼지만, 생리전증후군은 배란일 이후부터 생리가 시작되기 전까지 증상을 보이고 생리를 시작하면서 증상이 사라져요. 아직 생리전증후군의 정확한 발생 원인은 밝혀지지 않았지만, 호르몬 사이의 불균형이 신경전달물질에 영

---

1. 성숙 된 난자가 정자와 수정되기 위해 난포에서 나가는 과정.

향을 끼치면서 발생한다고 추측하고 있어요. 생리전증후군은 개인차가 매우 크고 증상이 다양해요. 하지만 생리를 하는 여성인구 중 10% 미만은 일상생활이 불가능할 정도로 생리전증후군의 증상이 심해 간과할 수 없는 질환이기도 하죠. 이 시기에는 굉장히 예민해져 감정 기복이 심해지고 무기력증이 생기기도 하는데요. 수면장애와 과식, 그리고 폭식이 주가 되는 섭식장애가 나타나기도 하고 생리 전에만 체중이 3kg~4kg 정도 늘어나는 여성들도 있어요. 유방 통증, 허리 통증, 두통 등을 겪기도 하고 부종으로 인해 평소보다 더 많이 붓는 일도 있고요.

**Table 1.** ACOG Diagnostic Criteria for PMS

| Affective Symptoms | Somatic Symptoms |
|---|---|
| Depression | Breast tenderness |
| Angry outbursts | Abdominal bloating |
| Irritability | Headache |
| Anxiety | Swelling of extremities |
| Confusion | |
| Social withdrawal | |

1. Diagnosis made if there is a report of at least one of these affective and somatic symptoms in the three prior menstrual cycles during the 5 days before the onset of menses
2. The symptoms must resolve within 4 days of onset of menses and not recur until after day 12 of the cycle
3. The symptoms must be present in a least two cycles during prospective recording
4. The symptoms must adversely affect social or work related activities

Data from: American College of Obstetrics and Gynecology. ACOG Practice Bulletin, Number 15, April 2000

| 정신적 증상 | 신체적 증상 |
|---|---|
| 우울·걱정 | 유방 압통 |
| 분노·혼란 | 복부 팽창 |
| 과민 | 두통 |
| 사회적 위축 | 사지 부종 |

생리전증후군을 진단하는 명확한 기준은 아직 없지만, 미국산부인과학회의 기준에 따르면 표에 제시된 증상 중 적어도 정서적 증상 1개와 신체적 증상 1개 이상이 최근 3개월간의 생리주기에서 생리 시작 전 5일간 나타날 때 생리전증후군이라고 진단한다고 제시했어요. 또한 증상이 이후 두 달간 더 나타나야 하는데 생리 시작 후 4일 이내에 증상이 사라져야 한다고 얘기하고 있어요. 만약 증상이 몇 달 동안 심할 때는 갑상선 기능항진증 혹은 기능저하증 같은 갑상샘질환 또는 다낭성 난소증후군과 같은 부인과 질환 때문일 수 있으니 다른 질환들과 구분하기 위해 꼭 부인과 진료를 받아보는 걸 추천해요.

## 생리 전, 몸의 변화

생리 전에 몸무게를 재보면 체중이 느는 것 같은데 이건 기분 탓일까 아니면 정말 살이 찌는 걸까 궁금하신 분들이 많을 텐데요. 먼저 식욕에 관해 이야기해 보자면 생리 전에 많은 분이 식욕이 폭발하는 걸 느낄 거예요. 특히 다이어트 중에 식욕이 폭발하면 본인의 의지력을 탓하게 되면서 화도 나고 짜증도 나는데요. 하지만 이렇게 조절이 어려워지는 데는 그럴 만한 이유가 있어요. 먼저 가짜 식욕이 늘어나요. 생리 전에 감정적으로 우울하고 예민해지고 또 감정 기복이 심해지면서 가짜로 배고픔을 느끼게 돼요. 이렇게 가짜 배고픔을 느낄 때는 샐러드 같은 음식은 절대 안 당기고 대부분 달달한 케이크, 과자, 아이스크림 같은 고지방, 탄수화물 함유량이 높은 음식 즉, 살찌는 음식만 당겼을 거예요.

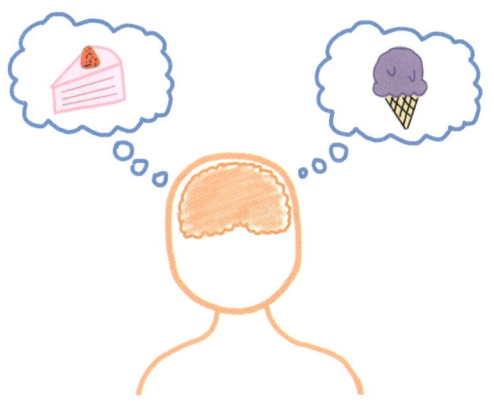

생리 전 단 음식이 당기는 이유는 성 주기에 호르몬 변화에 따라 프로게스테론(progesterone)과 에스트로젠(estrogen)의 수치가 증가하면서 혈당이 떨어지게 되고 그로 인해 단 음식이 먹고 싶어지기 때문이에요. 단 음식은 섭취 후 빠르게 에너지로 흡수되기 때문에 순간적으로 기분이 좋아지고 전신을 활성화해 주는데요. 다이어트 기간 중 생리 기간이 겹쳤다면 우리 몸은 더 많은 음식 섭취를 요구하고 단 음식에 대한 욕구는 더욱 커지게 되는 거예요. 따라서 다이어트 중 생리 기간이 겹친다면 생리 일주일 전부터 탄수화물 섭취량을 평소보다 조금 늘려주는 것을 추천해요. 생리가 시작되면 인체는 많은 양의 에너지가 필요하므로 일주일 전부터 탄수화물 섭취량과 운동량을 함께 늘려준다면 체내 산소공급량이 증가하면서 생리통과 월경 전 증후군에 도움이 될 수 있어요. 생리 중 떨어져 나오는 자궁내막 세포에서 프로스타글란딘(prostaglandin)이라는 물질이 분비되는데요. 이 물질은 자궁 수축을 유발해 떨어져 나온 자궁내막조직을 몸 밖으로 배출하도록 하는 역할을 해요. 이 과정에서 자궁조직에 산소가 부족하게 되면서 쥐어짜는 듯한 통증을 발생시킬 수 있어요. 그래서 현재까지는 프로스타글란딘이 생리통을 일으키는 주된 물질이라고 알려져 있어요. 따라서 생리 전에 단 음식만 먹으면서 움직이지 않으면 체내 산소공급량이 줄어들어 자궁 내 과도한 수축과 혈액순환 감소로 생리통이 더욱 심해지고 감정적으로도 더욱 예민해질 수 있어요. 평소 생리통을 경험하는 분들은 생리 시작 일주일 전에 건강한 탄수화물 섭취를 조금 늘리고 활동량도 조금 늘려보는 걸 추천해요. 지금까지는 가짜 식욕에 관한 얘기였다면 이제부터 진짜 식욕에 관해 이야기해 볼게요.

안타깝게도 생리 전에는 진짜 식욕도 늘어나요. 생리가 가까워진다는 의미는 우리 몸이 자궁벽을 열심히 두껍게 만들면서 임신할 수 있도록 준비를 한다는 뜻인데요. 자궁벽이 두꺼워질 때 프로게스테론이라고 불리는 황체호르몬 농도가 높아져요.

이 프로게스테론이 핵심인데요. 프로게스테론 분비가 시작되면서 자궁벽을 두껍게 만들기 위해서는 영양분이 필요해져서 이 시기에는 인체가 최대한 많은 에너지를 저장해 놓으려고 하는 생존 기제를 발휘해요. 기초체온이 증가하면서 기초대사량이 높아지기 때문에 평소보다 더 많은 에너지를 소비하게 되고 그만큼 허기를 느끼게 되죠. 자궁벽을 두껍게 하기 위한 영양분을 보충하기 위해 진짜 식욕도 함께 늘어나는 거예요.

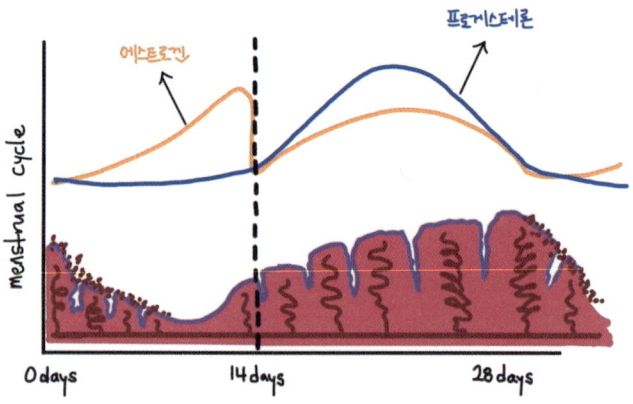

가짜 식욕에 진짜 식욕까지 늘어나니 당연히 평소보다 많이 먹게 되고 살이 찌는 기분을 느끼게 되는 거죠. 실제로 대부분 여성은 생리 기간에 평균적으로 2~3kg 정도 체중이 증가하는데요. 여기서 궁금한 점은 늘어난 체중이 정말 체지방 무게인가 하는 점이죠? 앞에서 이야기했듯이 식욕이 느는 이유는 우리 몸을 임신 가능 상태로 만들기 위해, 쉽게 말해서 생존 기제의 작용 때문이에요. 그래서 신체 내 에너지 소비량 또한 함께 늘어나 실제로 많이 먹기도 하지만 그만큼 에너지를 많이 쓰기도 하는 거예요. 생리 기간에 증가한 체중의 양은 온전히 체지방 무게가 아니라 우리가 부종이라고 부르기도 하는 수분량을 포함하는데요. 이 기간에는 호르몬 불균형이 심해지고 실제로 몸 밖으로 체액이 빠져나가기 때문에 우리 몸은 최대한 많은 양의 물을 흡수하고 있으려고 하고 그래서 생리 전과 생리 후 2~3일 정도까지 몸이 무겁고 붓는 듯한 느낌을 많이 받아요. 주로 배와 골반 주변, 심하면 하체까지 붓는 느낌이 들 수 있어서 몸의 변화에 예민한 분들은 생리기간에 평소 입던 옷이 좀 작아진 것 같은 느낌도 받을 수 있어요. 또 호르몬 불균형으로 인해 뱃속에 가스가 차면서 배가 살짝 부풀어 오를 수 있어요. 살이 찐 것이 아니지만 부종과 가스로 인해 살이 찐 듯한 느낌을 받게 되는 거예요. 그럼 생리가 끝난 뒤 자연스럽게 체중이 생리 전 체중으로 돌아가야 하는데 그렇지 않은 경우도 많죠. 이건 가짜 식욕과 진짜 식욕이 폭발하는 그 기간에 정말 많이 먹고 활동량은 그만큼 줄어들었기 때문에 나타나는 현상이에요.

그렇다면 생리 기간을 기점으로 다이어트에 실패하지 않으려면 무엇을 어떻게 해야 하는지 간단한 것부터 알아보도록 해요. 첫 번째는 붓기를 예방하는 방법이에요. 평소에도 잘 붓는 분들이라면 생리 기간에는 그 붓기의 정도가 더 심해질 수 있으니 매운 음식이나 짠 음식처럼 물을 많이 당기게 하는 자극적인 음식 섭취는 피해 주세요.

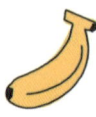 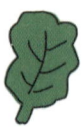 

또 몸에서 나트륨을 배출하는 데 도움을 주는 칼륨이 포함된 녹색 채소, 바나나, 토마토 등을 섭취하면 도움이 돼요.

두 번째는 하루 적어도 물 1.5L는 마시려고 노력해요. 물을 마시면 더 붓지 않을까 생각할 수 있는데 절대 그렇지 않아요. 오히려 평소 물을 충분히 마시지 않았을 때 부종은 더 심해져요. 물을 충분히 마시면 물을 몸 밖으로 배출하는 이뇨 작용이 활발해지는데요. 몸속 수분량이 일정하게 유지되면 우리 몸은 더 이상 수분을 몸에 잡고 있으려고 노력하지 않게 되고 부종은 자연스럽게 줄어들게 돼요. 카페인이 들어있는 커피나 차를 물 대신 마시면 몸에 흡수되는 수분량보다 몸 밖으로 빠져나가는 수분량이 더 높아지기 때문에 생수를 추천해요. 세 번째로 다이어트 중 생리 기간이 겹친다면 생리 일주일 전부터 탄수화물 섭취량을 평소보다 조금 늘려주는 것이 좋아요. 이때, 탄수화물은 떡볶이나 과자, 빵과 같이 금방 배부르게 하지만 그만큼 금방 배고프게 하는 음식이 아닌 현미밥, 통밀, 귀리 등 식이섬유가 풍부한 탄수화물 양을 조금 늘려 섭취해 주면 혈당이 완만하게 올라가기 때문에 단 음식이 심하게 당기는 현상을 줄이는 데 도움이 돼요.

## 생리 후 일주일, 다이어트 황금기?

생리 중에 다이어트를 해도 되는지 물어보시는 분들이 굉장히 많은데요. 생리가 시작되기 전에는 앞에 말씀드렸듯이 기초체온이 상승하고 기초대사량도 높아지지만, 생리가 시작되면서 기초체온은 오히려 조금 떨어져요. 그 외에도 기본적으로 수분과 혈액에 손실이 생기면서 몸이 매우 피곤해지는데요. 이럴 때 무리하게 다이어트를 하면 컨디션 저하가 심하게 올 수 있고 생리 전 몸 상태가 좋지 않았을 때는 더더욱 피로감을 느낄 수 있고 심지어 살은 안 빠지고 신진대사에 저하만 가져올 수 있어요. 따라서 생리 중에는 체온을 따듯하게 유지하려고 노력하면서 균형 잡힌 식단을 구성해 컨디션을 끌어올리는 기간이라고 생각하시면 좋을 것 같아요. 이 기간에는 스트레칭으로 몸의 긴장도를 떨어트려 주고 웨이트처럼 힘을 많이 써야 하는 운동은 생리혈의 양도 가장 많고 몸도 가장 힘든 생리 시작 후 2~3일 정도는 쉬어주는 걸 추천해요. 칼슘과 철분이 풍부한 고등어, 미역, 고기 등과 같은 음식 섭취가 컨디션 조절에 도움이 돼요.

그럼 정말 다이어트에 황금기가 따로 있는 건지 알아보도록 할게요. 보통 많은 분들이 다이어트 황금기라고 말하는 생리 후 일주일은 생리가 끝난 날부터 배란 전까지 열흘 정도를 의미하는데요. 이 시기에 살이 평소보다 잘 빠진다고 해서 다이어트 황금기라고 알려져 있어요. 과연 정말 다이어트에 황금기가 있을까요? 산부인과 전문의 선생님들에 의하면 다이어트 황금기는 따로 없다고 해요.

단지 생리가 끝나면 몸이 생리 중일 때와 비교했을 때 매우 가벼워진 느낌이 들고 이 시기에 살이 잘 빠지는 것처럼 느껴지는데 그 이유는 생리를 기점으로 균형이 깨져 있던 여성호르몬이 다시 균형을 이루면서 체내 신진대사가 원활해지기 때문이에요. 또 자궁벽을 두껍게 만드는데 필요했던 프로게스테론 수치는 줄어들고 여성호르몬인 에스트로젠 수치가 다시 정상 수치로 돌아오면서 기분도 나아지고 운동도 더 잘되는 느낌이 들기 때문에 이 기간에는 운동 시간과 강도를 조금 늘려도 좋아요. 안정을 되찾은 호르몬 수치는 더 이상 잉여 영양분을 저장하려고 하지 않아 가짜 식욕이 사라져 다이어트에 도움이 될 수 있어요. 즉, 다이어트 황금기란 가만히 있어도 체중 감량이 되는 기간이 아니라 다이어트를 하기 적합한 몸 상태가 되는 시기라고 이해하면 될 것 같아요.

그럼 생리 후 다이어트는 어떻게 해야 할까요?

일단 원-푸드(one-food) 다이어트처럼 한 가지 영양소만 섭취하는 다이어트는 추천하지 않아요. 생리 기간 중 영양소 손실이 이루어졌기 때문에 탄수화물, 단백질, 지방 3대 영양소가 골고루 갖춰진 식단을 하면서 운동량을 늘려주는 것을 추천해요. 생리가 끝나면서 우리 몸은 다시 운동하기 좋은 조건으로 돌아오기 때문에 웨이트와 같은 강도 높은 중량 운동 후 30분 이상 유산소 운동을 병행해 준다면 체지방 감량 효과가 극대화될 수 있어요.

## 생리 중 과한 운동과 과한 단백질 섭취를 피해야 하는 이유

다이어트를 위해 과한 운동과 고단백질 식이 조절을 하고 있다면 생리 중에는 운동강도와 단백질 섭취를 줄여 주시는 것이 좋아요. 여성호르몬인 에스트로젠은 체내 칼슘 균형 유지에 매우 중요한 호르몬인데요. 생리 중에는 에스트로젠 농도가 줄어들면서 우리 몸이 칼슘을 조절하는 능력 또한 떨어지게 되고 게다가 생리 기간에는 생리혈 배출도 추가로 이루어지기 때문에 적절한 칼슘 섭취가 아주 중요한 시기예요.

다이어트 중 운동을 할 때는 땀으로도 칼슘 배출이 이루어지기 때문에 칼슘 농도가 낮아지는 것은 시상하부와 뇌하수체에도 영향을 주어 에스트론(여성 생식호르몬인 에스트로젠의 일부)의 생성을 감소시키는데요. 이런 상황에서는 무월경 및 골다공증 발생 확률이 높아질 수 있어요. 칼슘의 60%는 대변으로 배출되는데 낮은 체내 칼슘 농도는 근육, 심장, 골격근육, 동맥 등과 같은 **평활근**[2] 수축에 방해를 주어 운동 효율을 떨어뜨리고 각종 질병의 원인이 될 수 있어요.

생리 기간 중 단백질 섭취를 줄여야 하는 이유도 과도한 단백질 섭취가 칼슘 배출을 촉진할 수 있기 때문인데요. 일반적으로 단백질 1g을 소화할 때 1mg의 칼슘이 손실돼요. 단백질을 섭취하면 몸속에 질소가 생기게 되는데 질소는 보통 간과 신장에 의해 소변으로 배출이 돼요. 하지만 이 과정에서 소변이 산성화되는 케톤증이 발생할 수 있고 칼슘 또한 많이 배출돼요. 체내 칼슘 농도가 일정 수준 이상으로 떨어지게 되면 우리 몸은 골격근을 분해해 칼슘 보충을 하기 시작하는데 이렇게 되면 골다공증에 걸릴 위험이 커져요. 특히 50세 전, 후 완경기에 접어드는 여성들은 에스트로젠 수치가 낮아져 있으므로 더욱 조심해야 해요.

칼슘은 비타민 D와 유제품에 들어있는 젖당과 함께 섭취하면 흡수에 도움이 돼요. 물론 우리 몸에 칼슘이 부족하면 소장에서는 칼슘흡수율을 높이고 신장에서는 칼슘 배출률을 낮추며 균형을 유지하지만, 지속적인 고단백 식이는 골밀도에 부정적인 영향을 미칠 수 있어요. 평소 운동을 꾸준히 하는 분들은 하루 1,000mg 이상, 1,500mg 이하의 칼슘 섭취를 권장해요.

이렇게 생리 기간에 나타나는 몸의 변화와 그에 따른 다이어트 방법을 설명해 드렸는데요. 앞에서도 얘기했듯이 신체적으로 그리고 정신적으로 불편함을 느끼고 스트레스를 많이 받는 이 기간에는 적당한 휴식과 적절한 영양 섭취로 컨디션을 유지하는 게 더욱 중요해요. 생리 기간에 특별히 운동 퍼포먼스가 떨어진다는 객관적인 연구 결과는 없지만 호르몬 불균형으로 개인이 느끼는 피로도에 차이는 분명히 있어서 '생리 기간이지만 운동을 안 할 수 없다' 하는 분들은 평소 하던 운동량에 60~70% 정도만 유지하는 걸 추천해요.

---

2. 민무늬근이라고도 부르며 근육 중 가로무늬가 없는 근육으로 인체의 내부 기관이나 내장의 벽을 구성하는 근육.

**요점 정리!**

1. 생리통과 생리전증후군은 비슷한 의미로 사용되고 있지만 다른 의미가 있다.

2. 생리주기 동안에는 신체가 생리를 위한 준비를 하면서 추가적인 에너지를 요구하기 때문에 실제로 식욕이 늘어나고 감정적으로 예민해지면서 자극적인 맛이 당기는 거짓 식욕도 늘어난다.

3. 수분 섭취를 자주 해주고 녹색 채소, 토마토, 바나나와 같이 칼륨을 포함한 음식 섭취를 추천한다.

4. 생리가 시작되기 일주일 전에는 복합 탄수화물 섭취량을 평소보다 조금 늘리고 활동량도 함께 늘려주는 것이 도움이 된다.

5. 생리가 시작되고 난 후 2-3일 정도는 몸의 긴장도를 떨어트려 줄 수 있는 스트레칭 위주의 운동과 건강한 식사를 이어가는 것이 좋다.

6. 생리가 끝나고 난 뒤 일주일은 호르몬 균형이 다시 정상으로 돌아오는 기간이기 때문에 운동량을 평소보다 조금 더 늘리고 충분한 영양을 섭취해 주는 것이 좋다.

# 12강

# 비만과 과체중, 대사질환 예방하는 운동

이번엔 다이어트에 관해 이야기할 때 빠질 수 없는 고민인 살과 지방에 대해 알아보려고 해요. 비만과 과체중은 현재 전 세계의 공중 보건적인 측면에 있어서 굉장히 심각한 문제로 나타나고 있어요. 비만의 정도를 측정할 때 지표로 사용하는 체질량지수(BMI)는 개인의 몸무게(kg)를 키(m)의 제곱으로 나눈 값인데요. 높은 BMI는 조기 사망과 각종 질병에 대한 위험도를 증가시키고 2017년에 게재된 논문에 의하면 세계적으로 매년 400만 명이 비만과 과체중에 따른 질병으로 조기 사망하고 1만 2천 명에 달하는 사람들이 장애를 얻는다고 해요. 지금은 그때보다 수치가 더 높아졌겠죠.

과체중과 비만은 우리가 한 번쯤은 들어봤을 법한 질병들의 발병 위험도를 높여요. 여기에는 각종 심혈관계 질환, 당뇨병, 뇌졸중 그리고 암 등이 있어요. 여기서 그치지 않고 몸무게가 정상 체중에서 과하게 더 나가게 되면 인지기능 또한 감소하고 알츠하이머나 혈관성 치매와 같은 퇴행성 신경 질환 발병에 주된 요인으로 나타나기도 해요. 인지기능 저하에 대한 병리학적인 설명은 아직 추가적인 연구가 더 진행되어야 하지만 현재까지 진행된 연구들에 따르면 과체중으로 인해 우리 몸 안에 염증도가 올라가고 산화 스트레스가 증가하면서 뇌 기능에 영향을 준다고 알려져 있어요. 또한 과체중과 비만은 인슐린에 대한 인체의 저항성을 높이는데요. 몸무게가 많이 나가는 것과 앞에서 언급한 질병 사이에 무슨 관계가 있는 걸까요?

## 비만과 뇌 기능의 관계

최근에 진행되었던 72개 연구에서 총 4,904명의 과체중 또는 비만으로 판정된 피험자들을 분석한 결과 높은 체질량지수(BMI)는 행동 제어, 기억력, 결정, 계획, 인지적 유연성에 결핍이 일어나는 것과 관련이 있었어요. 그리고 과체중인 피험자보다 비만한 피험자에게서 낮은 점수의 뇌 인지 능력 검사 결과가 나왔어요. 기억력에는 단순히 정보를 기억하는 능력을 넘어 자기 조절 능력, 먹는 행동에 대한 감정적인 조절 등이 포함되어 있어요. 선행 연구에서 실제로 기억력 지수가 낮을 때 음식 섭취에 대한 자제력이 떨어졌고 음식을 선택할 때도 열량이 높은 과자나 지방 함유량이 높은 음식을 선택하는 경향이 높았어요.

   비만 인구에서 이런 신경 처리 능력이 떨어지는 것은 면역 시스템이 활성화되면서 염증반응을 일으킴으로써 나타나는 결과라고 보고 있어요. 지방 축적과 염증은 뇌 구조에 변화를 일으킬 수 있는데 특히 비만의 경우, 두뇌에서 신호를 전달하는 역할을 하는 시냅스 손실과 해마 부위에 손상이 나타날 수 있고 이로 인해 기억 처리 과정에 직접적인 영향을 줄 수 있어요. 정상 체중에서도 지방 축적이 기억력을 필요로 하는 작업 전환에 부정적인 영향을 미쳤어요. 더욱 놀라운 점은 체내 지방량이 적을수록 충동적인 행동, 과식, 여러 가지 건강하지 않은 행동을 조절하는 억제 기능은 좋아졌는데요. 체중 감량과 건강한 생활을 유지할 수 있도록 하는 데 도움을 주는 억제 능력이 부족할수록 일상에 변화를 주는 것에 거부감을 느끼며 식품 선택에도 역시 변화를 시도하려는 능력이 떨어졌어요. '그럼 체중이 늘고 난 후에는 돌이킬 수 없는 건가?'라고 생각할 수 있을 텐데요. 그렇지는 않아요.

20명의 과체중 및 비만 피험자를 분석한 연구에 따르면 체중 감량이 인지기능 향상을 가져왔고 집중력, 기억력, 언어 처리 능력까지 좋아지는 결과를 보였어요.

보통 내장 지방과 복부 비만은 복강 내 장기 주변에 지방 조직이 증가하는 것을 의미하지만 전체적인 체내 지방은 두뇌를 비롯한 다른 장기 조직에 더 직접적인 영향을 미치는 것으로 나타났어요.

## 지방 조직은 무엇이고 꼭 나쁜 것인가?

보통 지방이라고 하면 우리는 없애 버리고 싶은 살, 체중 감량, 다이어트와 같은 이미지를 떠올리곤 하죠. 지방 때문에 너무 스트레스를 받아 지방흡입술 같은 시술도 받으시는데요. 무엇이든지 과하면 문제가 되듯 지방도 과하게 축적됐을 땐 식이 조절 또는 운동을 통해 감량해야 하지만 우리가 알고 있는 것처럼 지방 자체가 악마는 아니라는 사실, 혹시 알고 계셨나요?

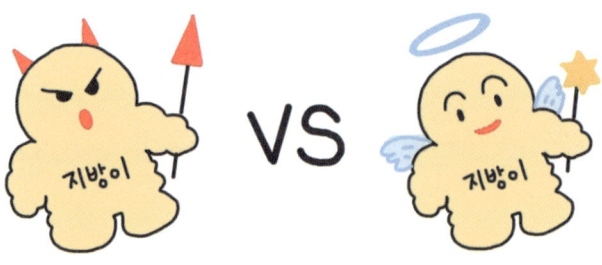

　우리 몸에 있는 지방 조직은 에너지를 일정 수준으로 유지하는 데 꼭 필요한 조절자 역할을 해요. 영양 섭취가 과할 때, 지방 조직은 잉여 영양소를 중성지방의 형태로 저장하고 반대로 영양 섭취가 부족할 때는 저장되어 있던 지방을 분해해 필요한 조직에 에너지로 공급하는 거죠. 즉, 지방 조직은 체내 칼로리/에너지 저장소라고 생각하면 돼요.

　하지만 시대가 변하고 발전하면서 점점 더 먹을 것은 풍족해지고 일상에서의 신체 활동량은 눈에 띄게 줄어들면서 비만율이 그 어느 때보다 높아지고 있어요. 이런 변화는 단순히 심혈관계 질환과 당뇨병 같은 성인병의 유병률을 높이는 것뿐만 아니라 체내 에너지 상태에도 변화를 일으켜요. 지방세포의 수와 크기에 변화가 생기면서 지방 조직의 수 또한 급격하게 늘고 기능적으로도 변화가 일어나는 리모델링 현상이 나타나고 있어요.

　인간이 가지고 있는 주요 지방 조직에는 백색 지방 조직과 갈색 지방 조직이 있어요. 백색 지방 조직은 다시 피하지방과 내장 지방으로 나뉩니다. 피하지방은 피부와 근육을 감싸고 있는 근막 사이에 위치해요. 내장 지방 같은 경우 복부의 내부를 의미하는 복강에 주로 밀집해 있어요. 백색 지방 조직의 생리학적 기능은 에너지 저장과 외부로부터의 충격 흡수, 몸에서 열이 빠져나가지 못하도록 열을 차단하는 역할을 해요. 하지만 비만할 경우 이 백색 지방 조직이 필요 이상으로 많아지게 되면서 대사질환으로 이어져요.

갈색 지방 조직은 지방 산화를 통해 열을 발생시켜요. 지방 색깔이 갈색을 띠는 이유는 조직에 미토콘드리아 밀도가 높아서 그렇습니다. 근육도 미토콘드리아 밀도가 높은 지근은 붉은색을 띠었는데요. 이렇게 갈색 지방과 백색 지방이 잉여 에너지를 저장하고 열 발생 및 열 차단을 조절하면서 우리 몸의 에너지 수준을 유지하는 역할을 해요.

## 지방 조직과 호르몬

지방에서 만들어지는 호르몬 중 하나인 렙틴(leptin)은 영양상태의 변화에 반응해 분비되는 호르몬입니다. 이 호르몬의 존재로 지방 조직이 단순히 지방 덩어리가 아닌 하나의 내분비 기관으로 여겨지게 되었어요. 렙틴은 두뇌에 있는 신경 회로를 조절해 식욕을 억제하는 역할을 해요. 그럴 뿐만 아니라 지방 분해와 미토콘드리아 개체 수 증가, 말단 조직이 에너지를 소비하는 속도도 조절해요. 하지만 비만의 경우 혈중 렙틴 농도가 증가해요. 렙틴 농도가 높아지면 식욕이 억제되니까 좋은 거 아닌가 하고 생각할 수 있는데요. 오히려 시상하부가 렙틴이 보내는 신호에 무뎌져 반응하지 않게 되면서 식욕 조절이 어려워지고 지방 분해가 억제되어 비만이 더 악화하는 결과가 나타나요.

아디포넥틴(adiponectin)이라고 불리는 호르몬 또한 지방 조직에서 만들어져 지방과 탄수화물 대사에 작용해요. 렙틴보다는 잘 알려지지 않은 생소한 호르몬이지만 비만과 당뇨를 억제하는 역할을 하며 지방 산화를 촉진해 인슐린 저항성을 낮추고 항염증 반응에도 관여하는 중요한 호르몬인데요. 또 최근 연구를 통해 발견된 레시스틴(resistin)이라는 호르몬은 내장 지방 조직에서 분비되는데 글루코스 내성을 일으키고 인슐린 반응을 훼손해

레시스틴 농도가 높아질수록 비만이 될 확률이 높아지고 관련 질병에 노출될 위험도 증가하는 것을 실험 쥐를 이용한 연구를 통해 알아냈어요.

이렇게 지방 조직은 단순히 지방 덩어리가 아닌 내분비 기관의 하나로 체내 에너지 항상성 조절에 중요한 역할을 해요.

## 지방 조직과 열 발생

백색 지방 조직과는 다르게 갈색 지방 조직은 우리가 착한 지방이라고 알고 있는 지방이에요. 갈색 지방에는 혈관과 미토콘드리아 형성이 많이 되어 있어요. 보통 다른 조직에서는 미토콘드리아를 통해 ATP라는 에너지원을 만들어 내는 것에 비해 갈색 지방 조직에서는 열을 발생시켜요. 우리 몸이 춥다는 것을 인식하면 지방 조직에 분포해 있는 베타-아드레날린성(β-adrenergic) 수용기가 지방 분해를 유도해요. 백색 지방에서 갈색 지방으로 지방이 대량 이동하고 동시에 갈색 지방 조직에서 베타-아드레날린성 신호를 보내 PGC-1α[1]라고 부르는 단백질을 활성화해요. 그러면서 미토콘드리아 합성과 열 발생이 일어나게 돼요.

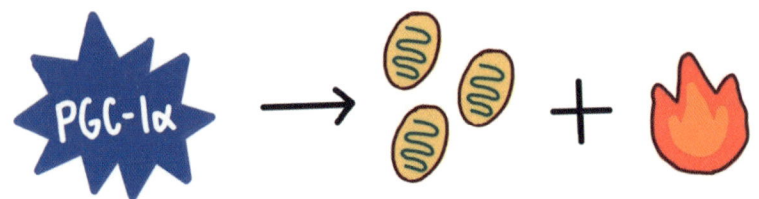

이렇게 지방 조직은 호르몬 분비와 더불어 우리가 추위를 느낄 때 체내에서 지방을 분해해 열을 발생시키는 역할도 해요.

---

1. PGC-1α 활성화를 통해 미토콘드리아가 합성되고 열이 발생함.

## 살이 찌면 지방 조직에 무슨 일이 생기는 걸까?

지금까지는 지방 조직이 우리 몸속에서 하는 일에 대해 알아봤는데요. 그렇다면 과한 영양소 섭취로 인해 혹은 운동량이 너무 적어 영양소 흡수율에 비해 영양소 분해율이 낮을 때 살이 찌면 지방 조직에는 어떤 일이 일어날까요?

*영양 섭취 과다 + 낮은 운동량 = 체중증가*

살이 쪘을 때 지방 조직의 확장은 지방세포의 크기 증가에 의한 것일까요? 아니면 지방세포 개체 수가 많아져서일까요? 지방세포의 수는 보통 신생아 때 자리를 잡고 나면 청소년기에 한 번 더 그 숫자가 늘어나요. 이때 지방세포는 피하지방과 내장 지방을 의미하는데요. 일반적으로는 세포 수에 변화가 없지만, 성인이 되기 전, 어린 시절에 비만을 겪게 되면 백색 지방 세포 수가 증가하면서 지방의 양이 늘어나게 되는 거예요. 성인이 되면서 지방이 느는 경우 대사 질환 위험에 노출되기 쉬운데 이때는 지방세포의 크기가 커지면서 백색 지방이 증가해요. 사실 지방세포 수 자체는 저체중인 사람이든 과체중인 사람이든 큰 차이가 없어요. 즉, 성인 비만으로 이어지도록 하는 주된 원인은 지방세포의 크기 증가라고 볼 수 있어요.

## 지방세포의 변화

지방세포 수가 많아지는 경우와 지방세포의 크기가 커지는 경우를 비교해보면 먼저 세포 수가 늘어날 때는 세포 내부의 지방산 분비가 줄어들고 염증반응을 일으키는 면역 단백질 분비는 억제되며 아디포넥틴 호르몬 분비가 활발해지면서 인슐린 민감도는 증가하게 되는데요. 이와 반대로 지방세포 크기가 증가하게 되면 지방산의 분비가 늘어나고, 염증반응을 일으키는 면역 단백질이 활성화돼요. 즉, 염증반응이 활발해진다는 뜻이에요. 동시에 비만과 당뇨를 억제하는 데 도움을 주는 아디포넥틴(adiponectin) 호르몬 분비율과 인슐린에 대한 민감도는 낮아지고 세포에 저산소 혈증과 세포가 딱딱하게 굳어가는 섬유화를 유발하게 해요. 지방세포 수가 늘어날 때의 상황과는 달리 지방세포 크기가 커질 때는 전반적으로 신체에 유해한 변화들이 나타나요.

염증반응은 병원균 침입이나 세포 손상과 같은 외부의 유해한 자극으로부터 신체를 보호하는 생물학적인 방어 기전이라고 보면 되는데요. 이런 염증반응과 비만 사이에 어떤 상관관계가 있을까요? 염증반응이 일어날 때 지방 조직에서 분비되는 면역 단백질이 인슐린에 대한 저항성을 갖게 해요. 이전 강의 내용에서도 다루었듯이 인슐린에 대해 저항성이 생기면 혈액 속 포도당 농도가 높아 포도당을 조직으로 흡수해서 농도를 일정하게 유지해야 하는 상황에서도 흡수가 더디게 일어나게 되고 필요 이상으로 많은 양의 인슐린이 더 분비되어야 하는 일이 발생하게 돼요. 영양소를 과하게 섭취해 에너지 흡수 과잉 상태가 되면 지방 조직에서 염증반응이 시작되고 지방 조직의 만성 염증 상태가 이어지면 간, 근육, 췌장과 같은 신진대사를 관장하는 조직에도 염증이 발생하게 되는 거예요.

● 반응비교표

| 지방세포 수 증가 | 지방세포 크기 증가 |
|---|---|
| 지방산 분비 ↓ | 지방산 분비 ↑ |
| 아디포넥틴 호르몬 ↑ | 아디포넥틴 호르몬 ↓ |
| 염증반응 ↓ | 염증반응 ↑ |
| 세포 저산소 혈증 및 섬유화 ↓ | 세포 저산소 혈증 및 섬유화 ↑ |
| 인슐린 민감도 ↑ | 인슐린 민감도 ↓ |

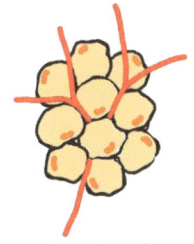

지방 세포 조직

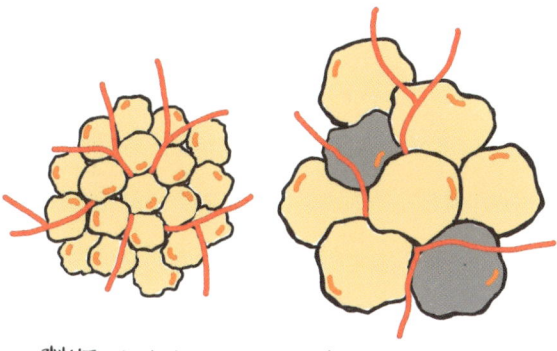

지방세포 개체수 증가    지방세포 크기 증가

　크기가 커진 지방 조직 사이에 회색빛을 띠는 죽은 세포가 보일 텐데요. 죽은 세포 수가 증가하면 지방 조직 기능을 방해하고 염증을 유발해요. 비만 초기에는 세포에서도 염증반응의 균형을 잘 조절하고 유지하려는 성질을 가지지만 비만 상태가 지속되면서 염증과 항염증 사이의 균형이 점차 만성 염증으로 치우치면서 지방 조직의 기능을 상실하게 되죠. 그 결과, 글루코스와 지방 대사의 항상성이 깨지게 돼요.

　그럼 한번 살이 찌게 되면 지방 조직의 성질이 바뀐 상태에서 다시 돌아오지 않는지 궁금하실 텐데요. 다행히 그렇지는 않아요. 적절하게 칼로리 섭취를 제한하고 체중 감량을 하게 되면 면역 반응은 다시 균형을 맞추고 인슐린 민감성 또한 개선돼요.

## 체중 조절과 신체 활동

그 어느 때보다 고열량 음식 섭취가 늘고 기술의 발달로 오래 앉아있는 좌식 생활이 일상이 되면서 신체적 비활동으로 인한 과체중과 비만의 발생이 늘고 있어요. 비만의 원인이 단순히 고칼로리 음식 섭취와 부족한 신체 활동 때문이라고 단정 지을 수는 없지만, 과체중과 비만은 사망률과 질병 발생률 증가와 직접적인 관계가 있기 때문에 개인적으로도 사회적으로도 해결해야 할 중요한 문제로 인식되고 있어요.

체중 조절을 처음 시작할 때는 지방과 설탕 섭취를 서서히 줄여 나가는 것만으로도 몸이 가벼워지는 경험을 할 수 있어요. 평소 신체활동을 전혀 하지 않다가 갑자기 체중 감량을 위해 강도 높은 운동을 시작하게 되면 하루 운동하고 며칠 동안 누워있어야 하는 상황이 발생할 수도 있기 때문에 천천히 움직임을 만들어주는 것이 좋아요. 특히 몸무게가 많이 나갈 때에는 러닝머신이나 달리기 같은 운동은 무릎과 발목 관절에 부하가 많이 실려 무리가 갈 수 있으니 초반에는 앉아서 할 수 있는 실내사이클 또는 로잉머신을 등을 이용한 운동을 먼저 하는 것을 추천해요.

시간이 지나면서 운동에 익숙해지면 웨이트와 같은 근력 운동을 꼭 함께 해주세요. 앞 장에서 배운 근력 운동의 생리학적 효과와 운동을 할 때 활성화되는 호르몬에 대해 생각하면서 운동에 적용해 보세요. 적당한 중량 운동은 체중 감량과 다이어트에 매우 효과적이고 근력 운동과 유산소성 운동을 적절히 구성해 운동하는 것을 추천해요.

체지방을 짧은 시간에 드라마틱하게 줄이는 방법은 없어요. 우리 몸은 그렇게 단순하지 않아서 급하게 뺀 살은 다시 그 이상으로 찌려고 하는 현상이 꼭 발생하게 돼요. 각자 가지고 있는 미적인 기준을 위해 하는 다이어트도 중요하지만, 적정 체중을 유지하며 신체적으로 그리고 정신적으로도 건강한 일상생활을 하기 위한 운동을 하면 좋겠어요. 건강한 삶을 위해 똑똑하게 운동해야 하는 이유를 이 책을 통해 설명해 드렸는데요. 많은 도움이 되셨기를 바래요.

## 요점 정리!

1. 비만은 뇌 기능과 인지기능에 부정적인 영향을 줄 수 있다.

2. 과한 지방 축적은 건강에 해롭지만, 지방세포 자체가 건강에 안 좋은 역할을 미치는 것은 아니다. 지방세포 자체는 체내에서 에너지 저장소, 충격 흡수, 단열재 역할을 하며 필요시 열을 발생시켜 체온 유지에 도움을 준다.

3. 지방세포 수가 증가할 때와 지방세포 크기가 증가할 때를 비교하면 크기가 증가할 때 염증반응이 높아지며 신체에 해로운 여러 가지 반응들이 나타난다.

4. 단기간의 결과를 위한 극단적인 식이 제한이나 운동보다 오랫동안 건강하고 균형 잡힌 일상생활 유지를 위해 적절히 영양소를 섭취하며 나에게 맞는 운동을 찾는 것이 유리하다.

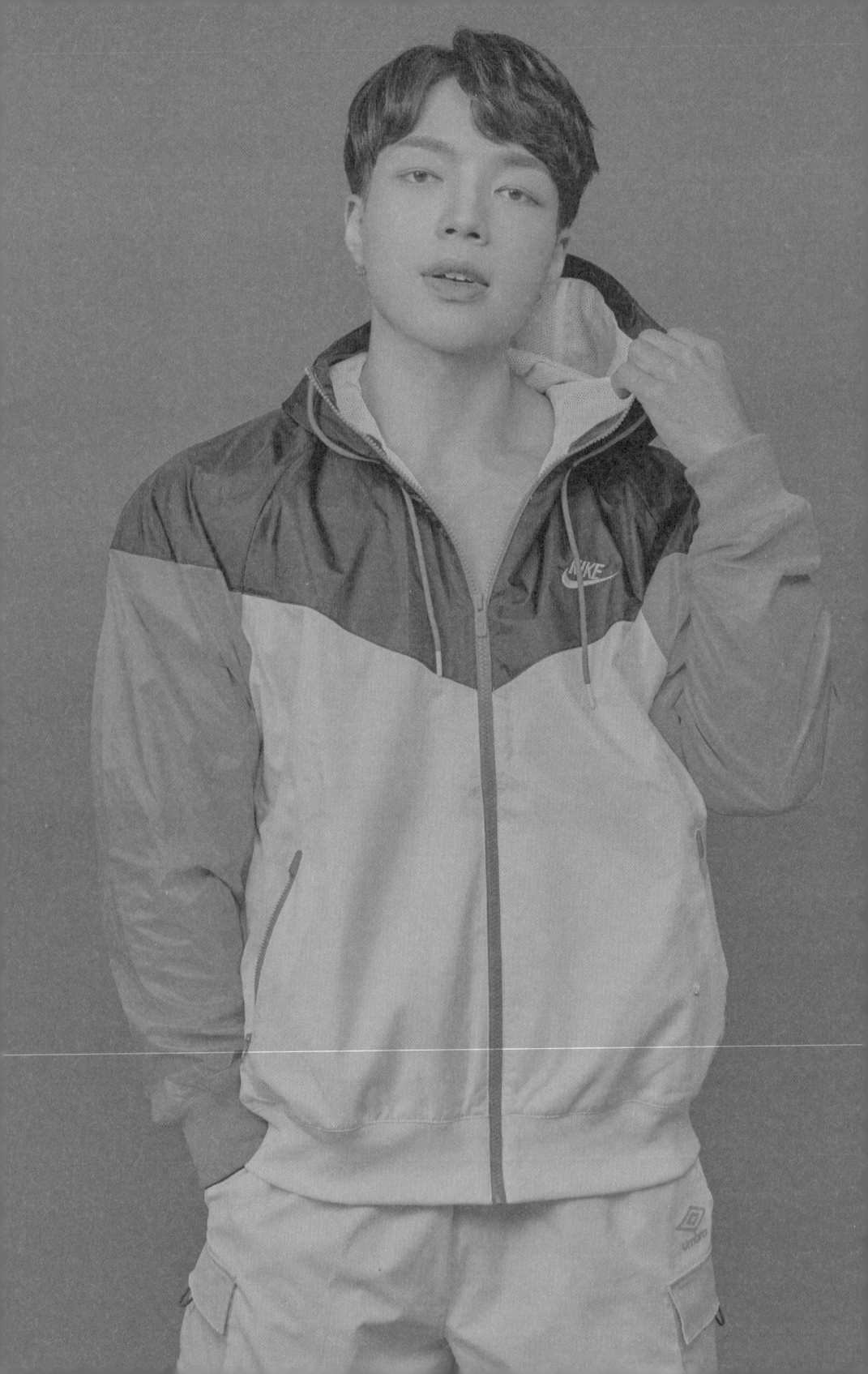

# 참고문헌

### 1강

Physiology of Sport and Exercise 5th ed. / W. Larry Kenney, Jack H. Wilmore, David L. Costill.

### 2강

① Yang WH, Park H, Grau M, Heine O. Decreased Blood Glucose and Lactate: Is a Useful Indicator of Recovery Ability in Athletes? Int J Environ Res Public Health. Jul 29 2020;17(15)doi:10.3390/ijerph17155470

② Robergs RA, Ghiasvand F, Parker D. Biochemistry of exercise-induced metabolic acidosis. Am J Physiol Regul Integr Comp Physiol. Sep 2004;287(3):R502-16. doi:10.1152/ajpregu.00114.2004

### 3강

① Robergs RA, Ghiasvand F, Parker D. Biochemistry of exercise-induced metabolic acidosis. Am J Physiol Regul Integr Comp Physiol. Sep 2004;287(3):R502-16. doi:10.1152/ajpregu.00114.2004

② Physiology of Sport and Exercise 5th ed. / W. Larry Kenney, Jack H. Wilmore, David L. Costill.

③ Brooks GA. The Science and Translation of Lactate Shuttle Theory. Cell Metab. Apr 3 2018;27(4):757-785. doi:10.1016/j.cmet.2018.03.008

4강

① Jornayvaz FR, Shulman GI. Regulation of mitochondrial biogenesis. Essays Biochem. 2010;47:69-84. doi:10.1042/bse0470069

② Wang L, Mascher H, Psilander N, Blomstrand E, Sahlin K. Resistance exercise enhances the molecular signaling of mitochondrial biogenesis induced by endurance exercise in human skeletal muscle. J Appl Physiol(1985). Nov 2011;111(5):1335-44. doi:10.1152/japplphysiol.00086.2011

③ Bouchez C, Devin A. Mitochondrial Biogenesis and Mitochondrial Reactive Oxygen Species(ROS): A Complex Relationship Regulated by the cAMP/PKA Signaling Pathway. Cells. Mar 27 2019;8(4) doi:10.3390/cells8040287

④ Physiology of Sport and Exercise 5th ed. / W. Larry Kenney, Jack H. Wilmore, David L. Costill.

5강

① Apró W, Wang L, Pontén M, Blomstrand E, Sahlin K. Resistance exercise induced mTORC1 signaling is not impaired by subsequent endurance exercise in human skeletal muscle. Am J Physiol Endocrinol Metab. Jul 1 2013;305(1):E22-32. doi:10.1152/ajpendo.00091.2013

② Wang L, Mascher H, Psilander N, Blomstrand E, Sahlin

K. Resistance exercise enhances the molecular signaling of mitochondrial biogenesis induced by endurance exercise in human skeletal muscle. J Appl Physiol(1985). Nov 2011;111(5):1335-44. doi:10.1152/japplphysiol.00086.2011

③ Physiology of Sport and Exercise 5th ed. / W. Larry Kenney, Jack H. Wilmore, David L. Costill.

④ Robergs RA, Ghiasvand F, Parker D. Biochemistry of exercise-induced metabolic acidosis. Am J Physiol Regul Integr Comp Physiol. Sep 2004;287(3):R502-16. doi:10.1152/ajpregu.00114.2004

6강

① Coyle EF. Substrate utilization during exercise in active people. Am J Clin Nutr. Apr 1995;61(4 Suppl):968s-979s. doi:10.1093/ajcn/61.4.968S

② Yang WH, Park H, Grau M, Heine O. Decreased Blood Glucose and Lactate: Is a Useful Indicator of Recovery Ability in Athletes? Int J Environ Res Public Health. Jul 29 2020;17(15)doi:10.3390/ijerph17155470

③ Lee D, Son JY, Ju HM, Won JH, Park SB, Yang WH. Effects of Individualized Low-Intensity Exercise and Its Duration on Recovery Ability in Adults. Healthcare(Basel). Mar 1 2021;9(3)doi:10.3390/healthcare9030249

7강

① Chtara M, Chamari K, Chaouachi M, et al. Effects of intra-session concurrent endurance and strength training sequence on aerobic performance and capacity. Br J Sports Med. Aug 2005;39(8):555-60. doi:10.1136/bjsm.2004.015248

② Drummond MJ, Vehrs PR, Schaalje GB, Parcell AC. Aerobic and resistance exercise sequence affects excess postexercise oxygen consumption. J Strength Cond Res. May 2005;19(2):332-7. doi:10.1519/r-14353.1

③ Davis WJ, Wood DT, Andrews RG, Elkind LM, Davis WB. Elimination of delayed-onset muscle soreness by pre-resistance cardioacceleration before each set. J Strength Cond Res. Jan 2008;22(1):212-25. doi:10.1519/JSC.0b013e31815f93a1

④ García-Pallarés J, Sánchez-Medina L, Carrasco L, Díaz A, Izquierdo M. Endurance and neuromuscular changes in world-class level kayakers during a periodized training cycle. Eur J Appl Physiol. Jul 2009;106(4):629-38. doi:10.1007/s00421-009-1061-2

⑤ Wang L, Mascher H, Psilander N, Blomstrand E, Sahlin K. Resistance exercise enhances the molecular signaling of mitochondrial biogenesis induced by endurance exercise in human skeletal muscle. J Appl Physiol(1985). Nov 2011;111(5):1335-44. doi:10.1152/japplphysiol.00086.2011

⑥ Apró W, Wang L, Pontén M, Blomstrand E, Sahlin K. Resistance exercise induced mTORC1 signaling is not impaired by subsequent endurance exercise in human skeletal muscle. Am J Physiol Endocrinol Metab. Jul 1 2013;305(1):E22-32. doi:10.1152/ajpendo.00091.2013

## 8강

① Physiology of Sport and Exercise 5th ed. / W. Larry Kenney, Jack H. Wilmore, David L. Costill.
② Conn, P.M., ed.(1999) Handbook of Physiology, Section 7 Endocrinology. Volume 1: Cellular Endocrinology. American Physiological Society and Oxford University Press.
③ Holz, G.G., Kang, G., Harbeck, M., Roe, M.W., and Chepurny, O.G.(2006) Cell physiology of cAMP sensor epac. J. Physiol. 577: 5-15.
④ Pekary, A.E. and Hershman, J.M.(1995) Hormone assays. In: Felig, P., Baxter, J.D., and Frohman, L.A.,(eds.), Endocrinology and Metabolism, 3rd ed., 201-218. McGraw-Hill, Inc., New York.
⑤ Smith, D.F. and Toft, D.O.(1993) Steroid receptors and their associated proteins. Mol. Endocrinol. 7: 4-11.

9강

① Ling, N., Zeytin, F., Bohlen, P., Esch, F., Brazeau, P., Wehrenberg, W.B., Baird, A., and Guillemin, R.(1985) Growth hormone releasing factors. Annu. Rev. Biochem. 54: 404-424.

② De Escobar, G.M., Obregon, M.J., and Escobar del Rey, F.(2004) Role of thyroid hormone during early brain development. Eur. J. Endocrinol. 151: U25-U37.

③ Yen, P.M.(2001) Physiological and molecular basis of thyroid hormone action. Physiol. Rev. 81: 1097-1142.

④ Bateman, A., Singh, A., Kral, T., and Solomon, S.(1989) The immune-hypothalamic pituitary-adrenal axis. Endocr. Rev. 10: 92-112.

⑤ Belvisi, M.G.(2004) Regulation of inflammatory cell function by corticosteroids. Prox. Am. Thorac. Soc. 1: 207-214.

⑥ Sapolsky, R.M., Romero, L.M., and Munck, A.U.(2000) How do glucocorticoids influence stress responses? Integrating permissive, suppressive, stimulatory, and preparative actions. Endocr. Rev. 21: 55-89.

10강

① Goodpaster BH, Katsiaras A, Kelley DE. Enhanced Fat Oxidation Through Physical Activity Is Associated With Improvements in Insulin Sensitivity in Obesity. Diabetes. 2003;52(9):2191-2197. doi:10.2337/

diabetes.52.9.2191
② A ISS, C AB, A JS. Changes in Plasma Free Fatty Acids Associated with Type-2 Diabetes. Nutrients. Aug 28 2019;11(9)doi:10.3390/nu11092022

## 11강

① Premenstrual Syndrome and Premenstrual Dysphoric Disorder by Paula K. Braverman, MD doi: https://doi.org/10.1016/j.jpag.2006.10.007
② Yonkers KA, O'Brien PMS, Eriksson E. Premenstrual syndrome. The Lancet. 2008/04/05/ 2008;371(9619):1200-1210. doi:https://doi.org/10.1016/S0140-6736(08)60527-9
③ Reid RL, Yen SSC. Premenstrual syndrome. American Journal of Obstetrics and Gynecology. 1981/01/01/ 1981;139(1):85-104. doi:https://doi.org/10.1016/0002-9378(81)90417-8

## 12강

① Sánchez-SanSegundo M, Zaragoza-Martí A, Martin-LLaguno I, Berbegal M, Ferrer-Cascales R, Hurtado-Sánchez JA. The Role of BMI, Body Fat Mass and Visceral Fat in Executive Function in Individuals with Overweight and Obesity. Nutrients. 2021;13(7):2259.
② Dohle S, Diel K, Hofmann W. Executive functions and the self-regulation of eating behavior: A review.

Appetite. May 1 2018;124:4-9. doi:10.1016/j.appet.2017.05.041

③ Goldschmidt AB, O'Brien S, Lavender JM, Pearson CM, Le Grange D, Hunter SJ. Executive functioning in a racially diverse sample of children who are overweight and at risk for eating disorders. Appetite. May 1 2018;124:43-49. doi:10.1016/j.appet.2017.03.010

④ Huang T, Chen Z, Shen L, Fan X, Wang K. Associations of Cognitive Function with BMI, Body Fat Mass and Visceral Fat in Young Adulthood. Medicina(Kaunas). May 28 2019;55(6)doi:10.3390/medicina55060221

⑤ Veronese N, Facchini S, Stubbs B, et al. Weight loss is associated with improvements in cognitive function among overweight and obese people: A systematic review and meta-analysis. Neurosci Biobehav Rev. Jan 2017;72:87-94. doi:10.1016/j.neubiorev.2016.11.017

⑥ Choe SS, Huh JY, Hwang IJ, Kim JI, Kim JB. Adipose Tissue Remodeling: Its Role in Energy Metabolism and Metabolic Disorders. Front Endocrinol(Lausanne). 2016;7:30. doi:10.3389/fendo.2016.00030

▶ 핏블리 FITVELY  ✕  생리학·영양학 기반 트레이닝 가이드

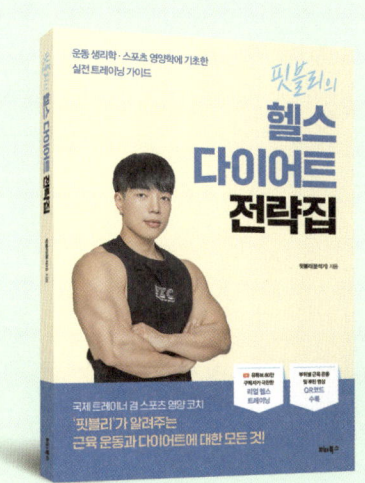

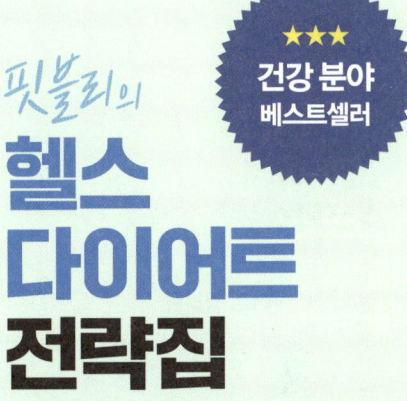

★★★
건강 분야
베스트셀러

핏블리(문석기) 지음 | 비타북스 | 15,000원

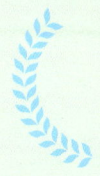
저도 트레이너지만 핏블리 도움을 많이 받고 있어요! – Clair**
헬린이인 제가 이해할 만큼 설명이 쉽고 정확해요. – Nao**
생리학적으로 운동법을 설명해주니 믿고 따라하게 돼요 – 하얀쵸코**
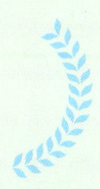

## 운동은 열심히 하는 것이 아니라
## 효율적으로 하는 것이다!

"왜 살이 안 빠질까요?" "왜 근육이 안 생기죠?" 같은 운동을 해도 사람마다 체형이 다르기에 효과 또한 다르다. 그래서 저자 핏블리는 운동할 때 자신의 몸에 어떠한 반응이 일어나는지 알고 운동하는 것이 중요하다고 강조한다. 영양과 근성장 원리를 이해하고 운동하면 효율적으로 몸을 만들 수 있다는 것. 이 책은 헬스와 다이어트할 때 알아야 할 기초 생리학, 영양학, 운동 역학(근육 구조와 운동)의 핵심만 쉽게 담았다. 운동 전문가가 아니어도 이해할 수 있고, 운동 전문가가 봐도 얻을 게 많다.

전국 오프라인 서점 및 인터넷 서점에서 구입 가능합니다. 〈문의 ☎ 02-724-7637〉

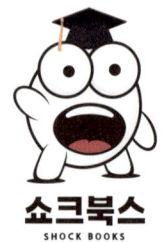

**핏블리의 다이어트 생리학**
© 2022. 핏블리 문나람 all rights reserved.

| | |
|---|---|
| 초판 1쇄 | 2022년 1월 24일 |
| 7쇄 | 2024년 10월 25일 |

| | |
|---|---|
| 지은이 | 핏블리(문석기) |
| | 문나람 |
| 편집 | 핏블리(문석기) |
| | |
| 펴낸곳 | 쇼크북스 |
| 전자우편 | moon@fitvely.com |
| | |
| ISBN | 979-11-977430-0-9 (13510) |
| 값 | 15,000원 |

이 책은 저작권법에 따라 보호를 받는 저작물이므로 무단 전재와 무단 복제를 금지하며,
이 책 내용의 전부 또는 일부를 재사용하려면 반드시 (주)핏블리의 서면 동의를 받아야 합니다.

> 쇼크북스는 독자 여러분의 책에 대한 아이디어와 원고 투고를 기다리고 있습니다.
> 책 출간을 원하시는 분은 이메일 moon@fitvely.com으로 제안해 주세요.

쇼크북스는 위기를 기회로 만드는 (주)핏블리의 출판 브랜드 입니다.